图解 孤独症
百问百答

**帮每一个家庭了解和
接纳来自星星的孩子**

林宣素 ◎ 编著

天津出版传媒集团

天津科学技术出版社

图书在版编目（CIP）数据

图解孤独症百问百答 / 林萱素编著. -- 天津：天
津科学技术出版社，2023.7

　　ISBN 978-7-5742-1352-4

　　Ⅰ．①图… Ⅱ．①林… Ⅲ．①孤独症－儿童教育－特
殊教育 Ⅳ．①G766

中国国家版本馆CIP数据核字(2023)第113723号

图解孤独症百问百答
TUJIE GUDUZHENG BAIWENBAIDA

责任编辑：田　原
责任印制：兰　毅

出　　版：天津出版传媒集团
　　　　　天津科学技术出版社
地　　址：天津市西康路35号
邮　　编：300051
电　　话：（022）23332377（编辑部）
网　　址：www.tjkjcbs.com.cn
发　　行：新华书店经销
印　　刷：三河市越阳印务有限公司

开本 710×1000　1/16　印张 10.5　字数 134 000
2023年7月第1版第1次印刷
定价：49.80元

　　孤独，意味着独处。人需要孤独，因为孤独能激发思想，但倘若孤独成为一种症状，继而侵蚀我们身心健康，就需要我们重视起来并予以应对。因为孤独症意味着社交能力的缺失，是一种严重的心理疾病，所以如何治疗孤独症，是困扰无数医学家和心理学家的问题。

　　《图解孤独症百问百答》一书的作者对孤独症的认知具有独到的见解。作者通过图解的方式，直观、形象地呈现了孤独症的内涵、外延、产生原因、表现形式和训练方法。针对不同类型的孤独症患者的特点，提出了严谨但通俗易懂的解答。作者尤其强调多元主体对治疗活动的介入，通过家庭、医院、学校的合力实现孤独症问题的解决，这种"合力"一方面从侧面说明了孤独症问题的复杂性，另一方面也反映了作者渴望能号召社会多方力量一起实现对孤独症的全方位干预，体现了作者对孤独症患者的悲悯情怀。

　　决定事物的是内因。对于孤独症的治疗效果而言，孤独症患者自身的配合程度尤为重要，本书的作者显然也意识到了这一点。对于患者，尤其是儿童患者——毕竟儿童患者的配合度较弱，作者提出了很多符合其心理特点和生理特点的引导性治疗方案。比如，通过引导孤独症儿童参与游戏、社交活动等方式消除孤独，实现身心健康。孤独症儿童的参与度是脱离孤独症的关键，因而专门设计出能够有效推动孤独症儿童切实参与治疗的方案，是本书的适用性价值。

　　《图解孤独症百问百答》是一本让我们了解孤独症、推动我们关爱孤独症患者，尤其是儿童的"孤独症治疗问题百科全书"，该书向人类社会释放的是一种精神感召，用爱的光芒照亮孤独症患者的内心，不止倡导了一种心灵疗愈，也宣扬了社会整体的"善"。

宁波大学教授　余地

目 录
CONTENTS

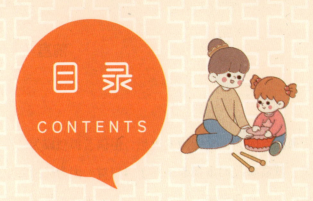

第一章　认识孤独症

第二章　需要做好的心理准备

第三章　关于康复训练需要知道的事

第四章　如何在家庭中进行训练

第五章　常见问题行为及处理

第六章　如何与孤独症儿童进行语言沟通

第七章　孤独症儿童入学问题

附录

第一章

认识孤独症

　　孤独症是一种严重的神经发育障碍性疾病，其病因复杂，至今尚无定论，但科学的治疗可以改善绝大多数孤独症儿童的状况，所以正确认识孤独症，无论对孩子自身，还是对其家庭及社会都有重要意义。

01 什么是孤独症

孤独症，又称自闭症，是一种以社会交往困难、言语和非言语交流障碍、兴趣狭窄和行为方式刻板为主要表现的广泛性发育障碍的代表性疾病。它常起病于婴幼儿时期，也就是说发生在 3 岁之前，且以男孩多见，据相关数据表明，男孩的发病率比女孩高 4~5 倍。

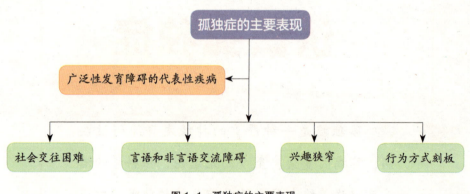

图 1-1　孤独症的主要表现

该病中约有 3/4 的孤独症儿童伴有明显的精神发育迟缓，部分孤独症儿童在一般性智力落后的情况下在某方面具有较强的天赋。尽管孤独症的病因尚不完全清楚，但目前的研究表明，某些危险因素可能诱发孤独症。引起孤独症的危险因素可以归纳为遗传、感染与免疫和孕期理化因子刺激。

孤独症虽是终生的，但可通过干预或治疗来减少症状。故早期诊断意味着对儿童可以进行早期干预，一般可从 2 岁起诊断，这对儿童的病情结果会有很大的影响。

02 何为孤独症谱系障碍

>>

　　孤独症谱系障碍，其全称为 Autism Spectrum Disorder，简称 ASD，它包括典型孤独症和不典型孤独症，又包括阿斯伯格综合征、儿童瓦解性精神障碍及雷特综合征。而其中的"谱系"指的是不同的孤独症儿童，其社交缺陷、交流能力异常、兴趣狭隘和刻板行为、智力程度是不一样的，即呈现出从轻到重、从低到高的谱系连续分布，而并非某方面缺陷的单一表现。

03 孤独症早期有哪些症状

>>

　　在成长过程中，每个孩子存在个体差异。有些孩子 11 个月就会走路了，有些孩子 1 岁多才会走路；有些孩子 1 岁就会说话了，有些孩子 1 岁半才会说话。尽管孩子存在个体差异，但是这些差异并没有太大的影响。如果发育过度迟缓，甚至发育异常，那就必须重视了——1 岁半的孩子不会走路，就可能是运动发育迟缓；2 岁的孩子不会说话就说明可能是语言迟缓；1 岁以上的孩子不能和父母对视，喊他的名字也没反应，不能用手来指物，就属于社交发育迟缓。如果孩子有这些倾向，就可能患有孤独症。

2 岁前儿童孤独症的早期症状	
出生时间	特征
3~10 天	没有明显特征
4~6 周	常常哭闹，但并不是因为有需求（比如饥饿）
3~4 个月	对亲人冷淡，不认识父母，别人逗他不会笑

续表

出生时间	特征
6~9 个月	叫名字没反应,对玩具没兴趣,不理解面部表情,对陌生人没有明显的焦虑、恐惧
10~12 个月	语言能力低下,听不懂别人的话,无法做出适当的反应,无法与母亲对视,语言发育迟缓
13~20 个月	不会模仿或者很少模仿,不会表达自己的需求,不会发出声音来吸引他人的注意
21~24 个月	睡觉不安稳,甚至通宵不眠,不听从指令,不会表达需求,不会用手指物,不会运用肢体语言,喜欢独自玩耍,对别的小朋友没兴趣

04 孤独症有哪些表现

在生活中的一些症状可以用来诊断儿童孤独症,只有了解孤独症儿童的表现,才能更好地治疗。那么孤独症儿童会有哪些表现呢?下面我们一起来了解一下。

社会交流障碍
- 经常感到特别孤独,与人缺乏沟通,缺乏情感联系,如新生儿被抱的时候与母亲不贴身
- 7~8 个月被亲戚或其他人抱的时候,反应没有差别;对父母、亲人没有依恋,这样的孩子缺乏眼神的对视,缺乏与周围人的情感交流,缺乏与他人交流的能力和技巧

语言发育障碍
- 一般语言逐渐减少,严重者完全缺乏言语。语言理解能力差的儿童往往会有一些不正常的语言,如刻板、重复、模仿和代词用错,缺乏抽象的概念,思维过程往往是强迫性的、缺乏幻想和想象,不使用面部表情、身体动作、姿势和音调与他人互动

智力异常
- 虽然无明显的呆滞现象,但其社会适应能力明显落后,在日常生活中不能照顾自己,他们当中 70% 有中度或重度精神发育迟滞,这些孤独症儿童可能在音乐、计算机和机械记忆方面表现出特殊的能力,20% 智力正常,10% 智力卓越

刻板重复	· 经常坚持重复老套的游戏模式和生活活动模式，抵制变化，拒绝变化，缺乏想象力，如反复给玩具排队，坐的位置不能改变；放置东西的位置不能改变；生活内容的顺序必须保持不变
兴趣狭隘	· 强烈要求环境维持原状，会长时间专注于旋转锅盖，着迷于摆放积木，热衷于看天气预报，而对其他小朋友喜欢的动画片毫无兴趣；无目的地反复转圈、奔跑、挥手、拍手
孤独离群	· 常常反复玩某一种玩具，以一定的方式去做某一件事。在游戏的过程中，无法跟别的小朋友一起遵守游戏规则，不能在游戏中换位思考，无法做出合理的回应，无法融入小朋友的游戏当中

图 1-2　孤独症的具体表现

05 孤独症有多普遍

自从 1943 年美国儿童精神病学家利奥·凯纳首次报道 11 例孤独症个案以来，孤独症便引起了人们的关注。20 世纪 80 年代之前，孤独症还是一种罕见病，患病率约为万分之二、三。1978 年，孤独症患病率为万分之四。

根据《中国孤独症教育康复行业发展状况报告》，当前中国孤独症患病率与世界其他国家近似，约为 1%。截至 2019 年，中国孤独症患者总人数已经超过 1000 万。

根据美国疾病控制与预防中心（Center for Disease Control and Prevention, CDC）2020 年 3 月最新数据显示，目前美国孤独症患病率为 1/54，比起 2019 年的 1/59 有所上升。

06 孤独症是如何诊断的

>>>

2011 年 1 月，美国精神病协会在美国精神障碍诊断统计手册第五版（DSM-V）修订官方网站上公布，诊断孤独症谱系障碍的有以下四项标准。

孤独症谱系障碍的四项诊断标准	
标准	主要表现
存在社会交往缺陷	（1）缺乏社会性情感互动的能力
	（2）缺乏运用肢体语言沟通的能力
	（3）无法开始或维持与年龄相符的社会关系
表现出刻板行为，兴趣狭隘	（1）单一刻板的肢体行为、异常的模仿性语言
	（2）刻板地遵守某些习惯、仪式化语言或者非言语行为，甚至拒绝改变
	（3）兴趣爱好非常狭隘，沉迷于某件特殊物品
	（4）对感知刺激，不是过于敏感，就是过于迟钝
症状必须在童年早期出现	√
症状导致个体日常功能受限或者损失	√

07 引发孤独症的原因是什么

>>>

孤独症被发现的早期，心理学家布鲁诺·贝特尔海姆提出了著名的"冰箱母亲"理论，意为母亲缺乏热情，长期机械地回应孩子的物质需求，没有给予孩子应有的关爱，导致孩子患上孤独症。这一理论在当时的医学界和心理学界占据了长达五六十年的统治地位，导致很多母亲承受了巨大的心理压力，甚至选择自杀结束自己的生命。

冰箱母亲理论被推翻后，医学界对孤独症病因的重新研究表明，孤独症具有复杂的生物学基础，与先天遗传关系更大。

目前为止，专家们一致认为：孤独症有明确的遗传易感性。

但对于孤独症的致病基因及遗传因素的影响，专家们暂无定论。

现在，人们对孤独症病因的解释，倾向于认为在未知环境不良因素的影响下，正常的基因发生了异变，或基因的调控、表现失衡，引发人体神经系统出现异于常态的状况，从而表现为孤独症。

当前人们对孤独症成因还有一些错误认识。比如，"手机/电脑孤独症论"，认为孤独症和婴幼儿玩手机/电脑过多有关；"溺爱说"，认为孤独症是由父母对孩子的溺爱造成的；打疫苗针导致孤独症；育儿不当导致孤独症，等等。

因此，只有正确认识孤独症，才能让孤独症患者的家长接受孤独症，不再内疚和自责，同时社会也应多加包容。

08 孤独症早期诊断有多重要

有关统计数据表明，造成儿童死亡的最大因素是意外事故，其次是自杀。这个结果可能是很多家长都没想到的。

2015年10月发布的《中国自闭儿童发展状况报告》显示，我国孤独症患者总数已超过1000万，其中200万都是14岁以下的儿童，也就是说，每100个孩子就可能有1个是孤独症患者。

孤独症对孩子的伤害，不仅表现在生长发育、生活学习以及将来的婚姻就业等方面，更有可能是自残，甚至自杀，所以对孩子进行孤独症的早期针对治疗十分重要。

09 孤独症的诊断标准有哪些

孤独症的诊断标准有哪些？以下六点可以作为主要的参考标准。

①社交能力存在质的损伤，对亲人没有亲密的依赖关系，对他人无法建立情感联系

②语言表达能力存在缺陷，不愿意说话，听不懂提问，音调、语速、节奏等都很刻板

③动作机械重复，兴趣单一

④出生后 24 个月内就有征兆，1 岁到 5 岁期间症状较为明显

⑤以男孩居多

⑥父辈可能有类似症状，但不明显

图 1-3 孤独症的诊断标准

10 孤独症能治愈吗

在过去的 20 年间，世界各国在孤独症基础研究方面投入巨大，美国还出台了专门的《孤独症法案》。

迄今为止，研究者在基因、蛋白、分子、神经通路、离子通道、动物模型、神经调控、神经影像、药物研发等诸多方面虽然取得了重大突破，但是在临床实验效果时基本都以失败告终。

现在，在临床方面，干预孤独症的发展行为疗法主要依靠经验。

就目前来看，即使经过康复训练，孤独症患者终生治愈的概率也极低。

11 如何区分孤独症与阿斯伯格综合征

孤独症儿童和阿斯伯格综合征儿童一样，虽然都存在社交障碍和行为重复、刻板的问题，但是与孤独症儿童语言发育迟缓不同，阿斯伯格综合征儿童在语言和认知方面发育正常，甚至很多能力还表现为超常，阿斯伯格综合征儿童具有优秀的机械记忆能力，对文字、地图、统计表等的记忆尤为出色。

12 如何区分语言障碍与孤独症

孤独症儿童的核心表征是社交障碍，语言障碍只是其社交障碍的具体表现形式。

常见的语言障碍有听力受损导致的聋哑、构音障碍导致的说话不清以及特发性语言发育延迟。

聋哑儿童虽然完全没有语言能力，但是经过训练，可以通过手势、眼神、肢体动作等进行有效的沟通交流，而孤独症儿童即使有语言能力，也无法流畅地使用眼神、身体、表情等表达自己。两者还有一种简单的区分方法，即到医院做听力测试，聋哑儿童完全没有听力，孤独症儿童听力正常。

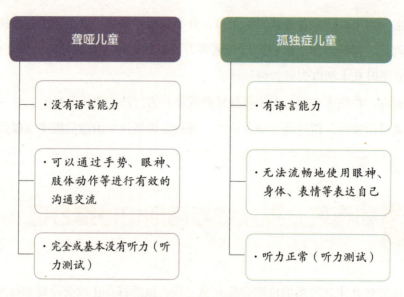

图 1-4　聋哑儿童和孤独症儿童的判别方法

构音障碍是因发音器官产生病变或者发育不良导致的说话能力受损，存在该问题的儿童在社会交往方面往往是正常的。

特发性言语发育延迟指的是孩子到了两三岁还不会说话或者话少，但是在眼神交流、肢体动作等方面完全没有问题，随着年龄增长，这些孩子会突然"爆发"，言语能力与同龄正常孩子无异。因此，要警惕将孤独症误判为特发性言语发育延迟，以免耽误了孩子的治疗。同时，家长除了要对孩子进行更积极主动的教育活动之外，还应安排医护人员定期随访，或到医院做进一步检查。

13 孤独症的历史发展经过哪些阶段

1925 年，苏联精神病学家苏克哈雷娃（Grunya Sukhareva）首次描述了孤独症这个概念，并提出教育可以显著改善孤独症患者的症状。

1943年，凯纳（Leo Kanner）首次报道了孤独症，当时他认为，孤独症是严重残障，无法彻底治愈，需要终身照料。

与凯纳同时期的阿斯伯格（Hans Asperger）则提出相反的论点：要想在科学上取得成功，有一点自闭是必需的。

20世纪80年代，洛娜·温（Lorna Wing）总结前人工作的基础上，提出了阿斯伯格综合征和谱系障碍的概念，使得整个世界对孤独症的认识发生了巨大变化。

1982年，我国儿童精神医学之父、南京儿童心理卫生研究所陶国泰教授首次报道了中国大陆地区4例孤独症。

随着医疗水平的提高，医生的经验日益丰富，世界各国发现的孤独症患者大量增多，对孤独症研究的范围进一步扩大。

2007年11月，联合国大会确定将每年的4月2日定为"世界孤独症知晓日"，也称世界自闭症关爱日、世界自闭症日。

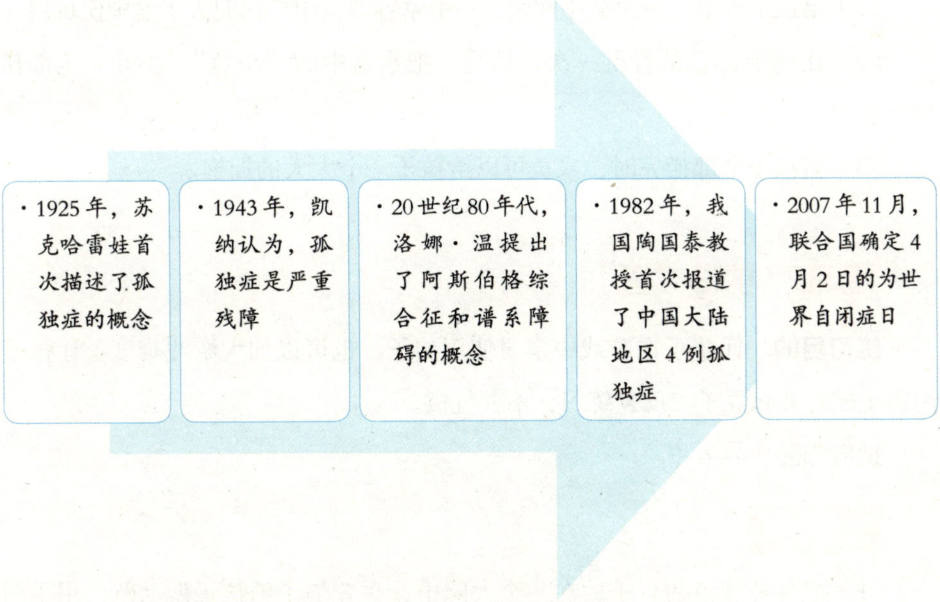

·1925年，苏克哈雷娃首次描述了孤独症的概念

·1943年，凯纳认为，孤独症是严重残障

·20世纪80年代，洛娜·温提出了阿斯伯格综合征和谱系障碍的概念

·1982年，我国陶国泰教授首次报道了中国大陆地区4例孤独症

·2007年11月，联合国确定4月2日的为世界自闭症日

图1-5 孤独症认识与发展时间线

为孤独症儿童设计的进食练习

练习1 学习"捞"

练习目的：让孩子学会双手配合使用，学习"捞"的动作。鼓励孩子学会双手配合运用，还可以将小网兜改成小钓钩，让孩子学钓鱼。

适合年龄：3~6岁

> 练习步骤

（1）准备一个小脸盆和各种动物玩偶，然后在盆中注满水。

（2）给孩子示范：一手拿小网兜，一手拿容器，用小网兜去水盆中捞玩偶。

（3）让孩子自己试着玩一次，鼓励他把水盆中的"小鱼""小虾"全部捞到容器中。

（4）当孩子全部捞完时，家长可以给孩子一个大大的拥抱。

练习2 学习"舀"

练习目的：让孩子在游戏中学习使用勺子。也可以加大游戏难度，让孩子用筷子试着夹起豆子，反复练习，不要气馁。

适合年龄：4~6岁

> 练习步骤

（1）把各种颜色的豆子放在一个大碗中，拿着勺子给孩子做示范，用小勺舀出碗中的豆子放在另外一个碗中。

（2）让孩子尝试拿起勺子，舀出尽可能多的豆子。

（3）当孩子熟练后，加大难度，让孩子在碗中找出颜色相同的豆子并舀入另一个空碗中。

（4）最后，让孩子数一数每个碗中颜色相同的豆子各有多少。

练习3 学习"夹"

练习目的： 帮助孩子掌握筷子的使用方法。在家里吃饭时，可故意收起勺子，让孩子通过使用筷子来锻炼手部肌肉。

适合年龄： 4~6岁

练习步骤

（1）在教孩子使用筷子前，可以将"筷子"作为谜底以"猜谜语"的形式让孩子猜一猜，以此吸引孩子的注意力。

（2）如果孩子猜到筷子，家长就在他面前演示筷子的使用技巧。如果孩子猜不到，不妨引导孩子往"筷子"方面去猜。

（3）孩子跟着家长一起做，家长一边辅导，一边纠正孩子错误的手法。

（4）等孩子熟练后，拿一些豆子或玉米粒来加强练习。

练习4 学习"吐"

练习目的： 帮助孩子锻炼脸颊肌肉。除了海苔，还可以换成小饼干、果干、葡萄干等。

适合年龄： 4~7岁

练习步骤

（1）家长用孩子喜欢的玩具吸引其注意力，然后教他吐舌头。

（2）若孩子没兴趣，家长可以利用孩子喜欢的食物，如海苔来进行练习。

（3）将海苔放在孩子鼻子下方，引导他伸舌头去够海苔。

（4）当孩子成功将海苔吃到嘴里后，及时鼓励他，并继续练习。

第二章

需要做好的心理准备

　　孤独症发病年龄小、症状特殊，很多家长往往是在孩子到了一定年龄表现出明显症状时才发现的。其实，孤独症发现得越早、干预得越早，孤独症儿童症状获得改善的机会就越大，所以对家长来说，掌握孤独症识别的一些方法、调整好自己的心态非常重要。

14 孩子确诊后，家长可能经历哪些心理阶段

大多数家长都视孤独症为洪水猛兽，认为患了孤独症是一件非常可怕的事情，首次从医生口中得知自己孩子患有孤独症后，家长一般要经历四个心理阶段：

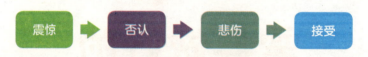

图 2-1 孩子确诊后，家长的心理变化过程

（1）震惊

"为什么是我的孩子？"就像其他所有意外事件发生一样，面对"孤独症"的诊断结果，家长一开始会难以置信。

（2）否认

震惊之后，有的家长会防御性地质疑医生的诊断，或者换医院重新问诊，或者自己查资料想要推翻既有的诊断。家长的这些反应都是正常的，但是如果一味地逃避现实、拒绝接受，甚至自欺欺人，就有很大可能贻误对孩子的干预治疗时机。

（3）悲伤

经过多方求证，不得不接受现实后，家长大都会感到无尽的悲伤。由于很多父母对孩子的爱都超过对自己的爱，这种悲伤可想而知。

这种时候，父母要寻求有效的渠道纾解自己的悲伤情绪，而不是强行压抑自己，以免引发抑郁等严重后果。

如果家长在相当长一段时间内仍无法走出悲伤，出现体重下降、睡眠障碍、

社交障碍、对生活失去兴趣等情况，甚至产生自杀念头，应及早寻求心理帮助或治疗。

（4）接受

经历过不同时长、不同程度的悲伤之后，家长通常会慢慢地接受现实，开始考虑如何对待、解决这一问题。

由于每个人心路历程和心理素质不同，并非所有家长都会经历上述所有阶段，同时每个阶段的时间长短、先后顺序也会因人而异，还有很多阶段会反复出现，了解这一过程能让家长更理性地应对自己的心理状态。

15 如何重新认识自己的孩子

家长一旦发现孩子罹患孤独症之后，就应该重新认识自己的孩子。

孤独症孩子最初都封闭在自己的世界里，不愿意与身边的人交流，所以才会表现出听不见、不听话；他们不懂得如何表达自己，所以在其他人看来他们常常暴躁、乱发脾气；他们的兴趣只集中在某一方面，所以在面对自己不感兴趣的事物时，常常表现得爱捣乱、搞破坏……

以孤独症的角度，解读孩子的行为	
真实情况	外在表现
封闭自己	听不见、不听话
不懂得如何表达自己	暴躁、乱发脾气
兴趣只集中在某一方面	面对自己不感兴趣的事物时，常常表现得爱捣乱、搞破坏

家长要站在孤独症的角度，重新解读孩子的行为，理解孩子的痛苦，看到他们的弱点，找出他们的优点，只有这样才能给予孩子可靠的帮助和支持。

16 家族环境对孤独症病情康复有哪些影响

孤独症儿童始终生活在由微系统、中间系统、外在系统、宏系统等多个系统嵌套而成的生态系统中，各个系统与儿童相互作用的密切程度及方向，影响儿童的发展。所以，建立良好的生态系统环境，对孤独症的成长意义重大。

在各个系统中，与孩子关系最密切、作用最直接的就是微系统中的家庭。

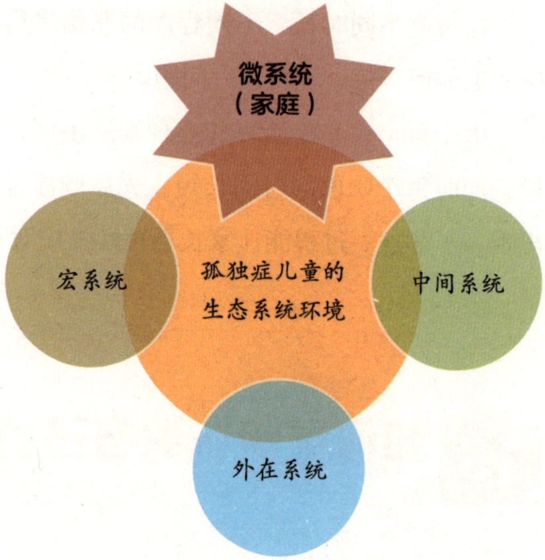

图 2-2　孤独症儿童的生态系统环境

临床经验显示，家庭成员之间如果意见不一致、达不成共识，孩子的康复训练往往举步维艰；相反，家庭气氛融洽，全家人形成合力的话，其良好的氛围也能影响孩子的身心，有助于孩子更快更好地康复。

为此，家长之间首先要取得一致认识，如果一方接受孩子患病的现实，另一方拒绝接受，这样的情况是无法对孩子进行有效的干预性训练的。

其次，家长达成共识之后，应尝试使用平和的、寻求支持的态度将这一消息告诉家庭其他成员，争取他们的理解和支持，在这个过程中，也要注意对方的感受，彼此包容，互相理解。

最后，要保持病情信息在所有家庭成员之间公开、透明，以利于大家讨论、交流，共同为干预训练出谋划策，各尽其力。

只有解决了以上这些问题，家长和孩子才能共同迈进一个新的阶段。

17 如何调整自己的教育观和价值观

受传统的教育观的影响，绝大多数家长都希望孩子好好学习，从重点小学进入重点中学，从 985 或者 221 大学毕业，找一份体面且薪水高的工作，或者开创一份事业……这样的教育观虽然无可厚非，但它对孤独症孩子及其家长十分不利，会给他们造成巨大的压力。

社会大环境是我们个人很难改变的，但家长可以从自身出发，调整自己的教育观和价值观，以孩子的个人兴趣和健康快乐为着眼点，鼓励孩子朝着自己喜欢的方向发展，长此以往，完全有可能帮助孤独症孩子找到兴趣爱好，培养一技之长，甚至闯出一番事业。

18 孤独症早期干预到底有多重要

大量的临床经验已经证明，孤独症和其他疾病一样，越早发现和干预，效果越好。临床已有充足证据证明，干预低龄孤独症患者的效果比干预大龄孤独症患者的效果更好。轻度孤独症，或者中度、重度孤独症，经过早期干预，是可以取得很好的效果的。

由于孤独症目前仍然没有效果显著的治疗手段，也就是说孤独症是一种伴随终身的障碍，这意味着家长对孩子的干预训练会是一项长期的、艰苦的工作，对此，家长要做好充足的心理准备。

而且，关于孤独症尚有很多未解之谜，即使按照科学的方法进行训练，即使全家人投入大量的时间和精力，也有可能无法取得理想的效果，甚至可能收效甚微。

家长要意识到这一点，告诉自己只要努力了，就坦然接受一切结果。

19 孤独症干预性训练的意义是什么

>>>>>>>>>>>>>>>>>>>>>>>>>>>>>>>>>>>>>>>

国内外几十年的研究和实践证明，孤独症儿童具有极强的可塑性，是否接受训练，对其后期的发展将产生极大的差别。

很多临床案例表明，接受了长期的干预性训练的孤独症儿童能够逐步培养社会适应能力、生活自理能力、与人交往能力等，还有不少个例在接受系统性训练后，能够进入大学进行深度学习，还有的能够从事某项工作，从而实现生活自立。现在的世界首富埃隆·马斯克就是孤独症患者，他自己曾多次在公开场合表明这一点。

如果对孤独症儿童放任不管，其症状很可能会随着年龄的增长而愈加严重，周围人乃至亲人都会感到越来越难以与其相处，这会把孤独症儿童推向绝望的深渊，甚至可能促使他们发展成反社会的危险分子。

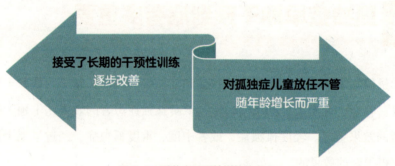

图 2-3　孤独症干预性训练的意义

20 如何判断孩子处于哪个阶段

>>>>>>>>>>>>>>>>>>>>>>>>>>>>>>>>>>>>>>>

根据美国精神病学会《精神疾病诊断与统计手册》第五版的内容，我们可以初步判断孩子患孤独症的严重程度。

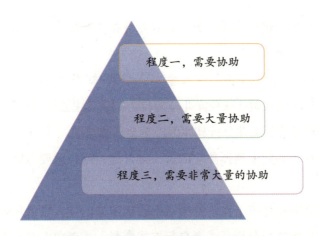

程度一，需要协助

程度二，需要大量协助

程度三，需要非常大量的协助

图2-4 孤独症儿童所处阶段的划分参考

（1）程度一，需要协助

具体表现：在社会交往方面表现出显而易见的缺损，发起社交有困难，回应他人不顺畅，对社交互动不感兴趣。

（2）程度二，需要大量协助

具体表现：在社会交往方面存在明显缺损，发起社交有困难，对于他人的互动很少回应。重复性行为明显，被打断时会显得很沮丧。

（3）程度三，需要非常大量的协助

具体表现：在社会交往方面存在严重缺损，极少主动发起社交，对于他人的互动不回应或极少回应。重复性行为明显，而且已经影响生活的其他方面，被打断了会很快再恢复原行为。

21 家长应该采取哪些行动

现阶段，我国帮助孤独症儿童的专业训练教育机构、专业人员、社会福利制度等都还比较薄弱，所以引导、帮助孤独症儿童康复的任务主要落在家长身上，因此，在与医生进行沟通交流，获取专业指导帮助的过程中，也需要家长提供翔实的、可靠的描述。

在这种背景下，家长全面、深入地学习孤独症知识，就显得非常必要。

此外，家长还应该做好孤独症儿童的行为记录，主要原因在于：

（1）记录孩子的行为并分析其原因，学会理解孩子

从决定与孩子共同干预孤独症的这一刻开始，家长就要养成记录孩子行为的习惯。

记录的内容主要是孩子在日常生活中表现出来的让人难以理解的行为，然后家长对这些行为进行分析，或者自行查找资料，或者向专业人士请教，弄清楚孩子做出这些行为的原因、造成的后果，以及应该如何处理，效果如何，总结经验。

孤独症儿童 ×× 的问题行为记录表	
行为	×× 不管去哪里，总喜欢研究马桶
原因	这是孤独症兴趣狭隘的一种表现，×× 只是对马桶感兴趣
结果	引起别人极大不满，甚至有时因跑进女卫生间而被认为非礼
处理	父母每次都准备小礼物向他人道歉，并说明 ×× 的情况，请求大家尽可能地一起帮忙并告诉 ×× 这样做是不对的
效果	×× 慢慢知道了不能随意闯进别人的卫生间，也会提醒自己进女卫生间是不对的
家长的经验/医生的建议	经常斥责、打骂孩子，不但不能教育孩子，还有可能引起别的行为。发动周围的人，尤其是孩子身边的朋友、同学经常提醒他，不要做骚扰别人的事情，反而能取得良好的效果

（2）了解孩子的弱点，清楚孩子害怕的事物，学会保护孩子

孤独症儿童天性自我封闭、拒绝与外界交流，在社会生活和日常交往中，处于弱势，更容易受到伤害，因此家长应该特别留意孩子畏惧什么、害怕什么，在什么样的场所会感到恐惧，以便于在日后避开这些事情或场所，从而有效地保护孩子，也有利于在日后的训练教育中营造出让孩子放松的环境。

（3）了解孩子的偏好和癖性，学会引导孩子

孤独症儿童在日常生活的某些方面会表现得非常执拗，比如，一定要按照某种顺序穿衣服、一定要把某件东西摆放在某个位置等。如果这些习性被打破了，他们就会表现出暴躁、反抗。因此，如果家长了解了孩子的这些特殊习性，并善加利用，则可以提高孩子的配合度，引导孩子更好地参与训练。

（4）挖掘孩子的优点和长处，学会培养孩子

影片《雨人》是一部关于孤独症患者的佳作，片中患有孤独症的哥哥雷蒙令人惊叹的数学天赋给人留下了深刻印象。

事实确实如此，孤独症孩子对单个事物极其专注，这很容易使他们在相应的领域展示自己独有的天赋。临床证明，很多孤独症儿童确实具有一般儿童不具备的某方面的突出能力，因此家长如果能细心观察，挖掘孩子的特长，是孩子之大幸，也是家长的福气。

即使孤独症儿童未必都是天才，家长也不应放弃。孤独症儿童就像夜空里的星星，而家长是遥远的守望者。守望者倾其所有地守护，星星们尽其所能，这样就没有遗憾了。

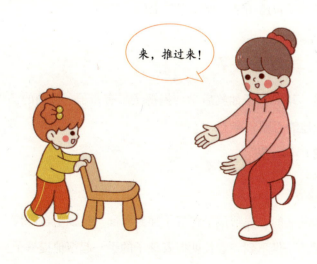

为孤独症儿童设计的如厕练习

练习1　学习擦"屁屁"

练习目的：训练孩子如厕后，自己擦屁屁。孩子学会后，家长也可以把气球挂在玩偶熊身上，让孩子去擦拭，增加游戏难度。

适合年龄：4~6 岁

> **练习步骤**

（1）家长可以先准备两个气球，将气球吹起来，扎在一起。

（2）用筷子在气球上抹上沙拉酱。

（3）然后吸引孩子的注意力，拿卫生纸擦拭沙拉酱，示范给孩子看。

（4）引导孩子自己撕纸，擦拭气球上的沙拉酱。

练习2　学习提裤子

练习目的：培养孩子如厕后学会提裤子。有扣子、拉锁的裤子都可以让孩子尝试，看看他能否顺利穿上。

适合年龄：4~6 岁

> **练习步骤**

（1）早上起床时，先帮孩子将裤子穿到膝部，让孩子自己拉上去。

（2）如果孩子做不到，家长就握着孩子的手一起帮他提裤子。

（3）等孩子学会后，可以帮孩子穿上一只裤腿，让孩子试穿另一只裤腿。

（4）最后把裤子递给孩子，看看他怎样反应，能否主动穿上。

练习3 "我要上厕所"

练习目的： 让孩子在游戏中学会表达如厕的需求。

适合年龄： 5岁以上

练习步骤

（1）家长可以拿出一个手偶玩具，假装这个玩具很想上厕所，并不断摆动身体表示很急，但不知道该怎样做。

（2）家长可以试探性地问孩子："这时它要怎样做呢？"

（3）如果孩子不知所措，要引导他帮玩具表达如厕的需求，比如，教玩具指指自己的肚子，或者教它主动拉妈妈的手。

（4）孩子如果不想用语言表达，可以让孩子找出代表厕所的卡片，然后亲自带玩具去方便。

练习4 照顾小动物

练习目的： 让孩子了解一下小动物的生活习性和生理特点，培养孩子的清洁能力。

适合年龄： 6岁以上

练习步骤

（1）有宠物的家庭，如家里养了小猫或小狗，家长可以指导孩子照顾小动物的日常生活，如喂食、饮水、铲屎等。

（2）让孩子了解动物的习性，比如，小猫要在猫砂盆里上厕所，方便后会用猫砂盖住。培养孩子经常去盆里查看的习惯，并教他用小铲子清理脏猫砂。

（3）告诉孩子小狗需要到户外排便，所以在遛狗的时候要携带卫生纸和袋子，指导孩子及时收拾排泄物并扔进垃圾桶。

（4）在照顾小动物的日常起居时，可以培养孩子的爱心，并鼓励他们克服怕脏的心理，敢于清洁排泄物。

第三章

关于康复训练
需要知道的事

　　孤独症是一种发展障碍，这往往意味着患者的康复治疗将会非常漫长，且全世界报道过的孤独症的治疗方法层出不穷，因此家长只有具备一定的知识基础，才能筛选出对孩子有效的治疗方法。

22 孤独症训练的主流方法有哪些

孤独症儿童学习和训练的内容与正常儿童是一样的，包含了认知、人际关系、语言、情感、运动、生活自理、行为管理等方面，只是在方式、方法上有所不同。一般来说，适合正常儿童的学习方法只能用来参考借鉴，大多数孤独症儿童需要用特殊的教育方法来进行学习和训练。

近年来，理论依据充足、实践效果显著的孤独症训练主流方法有：应用行为分析疗法、丹佛早期干预模式、人际关系发展干预、地板时光结构化教育法、游戏与文化介入等。

孤独症不是一种单一的疾病，它的表现非常复杂，孤独症儿童大多会出现社交沟通障碍、兴趣狭隘、行为重复刻板等情况，但每个人的症状程度是不一样的，所以对不同的孩子要采取不同的教育干预训练。

23 如何选择正确的干预方法

在选定干预方法之前，家长首先要弄清楚以下三方面的问题。

（1）关于某方法的有效性有无科研报告和数据。

（2）相关科研报告是否在权威性的专业刊物上面发表过。

（3）某干预方法的科学基础如何。

同时，针对某个孩子康复训练的故事、鉴定书以及没有对照的个案病例报告可能听上去很受鼓舞，但是这些对于评价一种干预方法的效果或者对其形成实质性的认识是没有意义的。所以，如何判断某个干预方法的科学性呢？家长应从以下三个方面考虑。

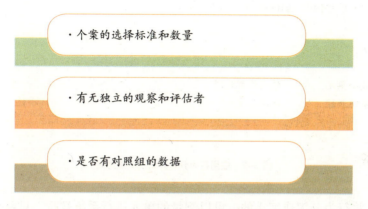

- 个案的选择标准和数量
- 有无独立的观察和评估者
- 是否有对照组的数据

图 3-1　孤独症干预方法的选择依据

家长爱子心切，难免会病急乱投医，于是社会上就有不少不法分子趁机推销某种治疗方法或者器械，家长对此一定要提高警惕，对那些信誓旦旦确保效果的组织或个人，要持怀疑态度。

针对一些医疗机构给出的新的治疗方法，家长也要保持警惕，孩子不是小白鼠，不要轻易成为这些新治疗方法的试验品。

24　什么是应用行为分析疗法（ABA）

美国心理学家伊瓦尔·洛瓦斯（Ivar Lovaas）从 20 世纪 60 年代开始探索将应用行为分析方法用于孤独症儿童的行为障碍治疗。迄今为止，该疗法已被公认为少数几个通过随机对照研究检验证实对孤独症有效的治疗方法之一。

行为改变技术是应用行为分析疗法的核心，它以强化为基础。强化理论指的是，只要方法得当，可以通过控制外部条件改变人的行为，比如，通过正强化（奖励性刺激）诱导某些行为；而某些行为受到否定（拒绝或者惩罚性刺激）时会逐渐消失。

应用行为分析疗法的具体实施思路如下。

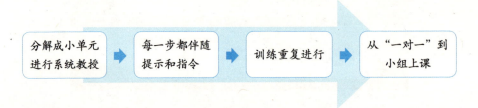

图 3-2　应用行为分析疗法的实施思路

（1）将行为分解成细小的、可以测量的单元进行系统教授。只要是孤独症儿童无法做到的具体的行为，即使与人对视，也可以划分成若干步骤。

（2）对孩子的每一步训练都伴随着提示和指令，必要的时候也可以运用辅助手段（如手把手）。

（3）教育训练要重复进行，直到指令完成。此外，要注意将课堂上学到的行为转移到日常生活中。

（4）教学训练从孩子和父母"一对一"模式开始，逐渐变成小组上课模式、集体上课模式，促进其社会适应能力的发展。

25　什么是丹佛早期干预模式（EDM）

丹佛早期干预模式（Early Start Denver Model，ESDM）是一种发展的、以关系为基础的孤独症干预方法，也属于综合性干预方法，非常强调社会交往在训练中的核心地位，目标是促进孤独症儿童早期的社交、交流、认知、语言能力，减少孤独症行为。

该方法适用于年龄为 12 个月至学龄前期。

干预前期需要使用其专用的课程评估量表，对幼儿进行全面评估；想要运用此方法的家长需要参与培训。

丹佛早期干预模式，专家建议每周训练 20~25 小时。

经一项随机对照临床试验证明，持续一年以上的丹佛早期模式干预训练，能够有效地提高孤独症儿童的智力、语言、社交技能及适应性行为。

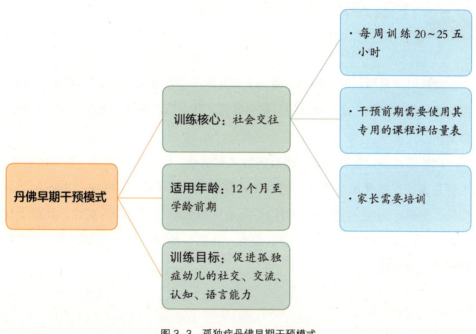

图 3-3　孤独症丹佛早期干预模式

26　什么是人际关系发展干预（RDI）

人际关系发展干预（Relationship Development Intervention, RDI）是美国临床心理学家史提芬·葛斯丁博士提出的，该方法以家庭为基地，着眼于孤独症儿童人际交往和适应能力的发展，强调家长"引导式参与"，在评估儿童能力水平现状的基础上，采用系统的训练项目逐步激发孤独症儿童运用社会性技能的动机，进而使其习得的技能运用到不同的情境中，最终让患病儿童发展出与他人分享经验、享受交往乐趣以及建立长久友谊关系的能力。

27 什么是地板时光（Floor Time）

地板时光是斯坦利·格林斯潘博士建立的一套特殊治疗技术，该训练方法以孤独症儿童为主导，家长在其中只是引导者，其训练的主要内容是人际关系和社会交往。

训练活动多数是在地板上进行的游戏和活动，没有刻意的语言和动作训练，主要是家长根据儿童的活动、能力和兴趣参与到孩子的活动中去，并不断制造变化、惊喜、困难，引导孩子进行更高难度的活动和更复杂的交往，让孩子在自由自在的氛围中提升解决问题的能力，并进一步发展社会交往能力，所以对家长的要求很高。

28 什么是结构化教育法（TEACCH）

TEACCH 教学法是结构化教学的代表，其英文全称是 Treatment and Education for Autistic and related Communication Handicapped Children，是 20 世纪 70 年代美国北卡罗来纳大学萧浦勒（Eric Schopler）教授等人建立的一套训练方法，专为儿童治疗孤独症，在欧美国家评价较高。

TEACCH 的优点在于提供了一套非常符合孤独症儿童感知觉和认知特征的

训练框架体系。在这个体系里，不仅家长可以清晰明了地展开干预训练活动，孤独症儿童也更容易理解相关内容，其遵守和服从状况也显著优于其他训练方法。

通常，TEACCH 需要完整转达六个非常重要的信息：

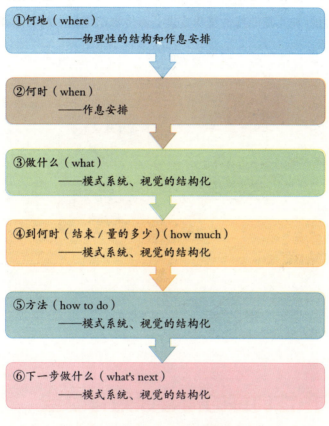

①何地（where）
——物理性的结构和作息安排

②何时（when）
——作息安排

③做什么（what）
——模式系统、视觉的结构化

④到何时（结束 / 量的多少）（how much）
——模式系统、视觉的结构化

⑤方法（how to do）
——模式系统、视觉的结构化

⑥下一步做什么（what's next）
——模式系统、视觉的结构化

图 3-4　TEACCH 的六个重要信息

29 什么是游戏与文化介入（PCI）

游戏与文化介入（Play and Culture Interwention, PCI）是中国台湾地区杨宗仁教授建立和推广的一种孤独症干预模式。

该模式的理论基础认为，用兴趣激发孤独症儿童学习的主动性，而不是外在灌输的被动学习；儿童只有积累了丰富的社会性经验，才能建立恰当的社会认知。所以，对儿童的介入训练应该在日常生活中进行，或者在游戏中进行，选择游戏的标准是：是否符合儿童的兴趣、能否调动儿童的主动性。有条件的要依据训练目标和儿童的特性量身定做，具体做法多用中断、选择、模仿、预测等。

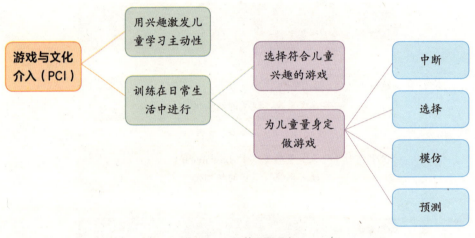

图 3-5　PCI 的干预理念

30 干预性训练的指导原则有哪些

孤独症是一种神经发育障碍性疾病，目前为止，在全球范围内尚无特效药物可以根治。但是研究已经证实，如果患者的大脑存在先天障碍，通过后天的干预教育或者训练，其症状是可以得到改善的。

孤独症儿童的感知与普通人有着巨大的差异，他们之所以"不会"，是因为他们"还不明白"。要想减少这种认知差异，需要家长做出反反复复、艰苦卓绝的努力。

孤独症的康复训练需要耗费大量的时间和精力，单靠母亲（或父亲）一个人是远远不够的，需要父亲（或母亲）、祖父母、外祖父母等家人一起努力，其他家庭成员即使每天抽出有限的时间，也能给母亲（或父亲）带来巨大的精神支持。

孤独症是一种社交沟通障碍性疾病，所以家长也要懂得"孟母三迁"的道理，考虑孩子的同龄人，邻居、社区和学校等外部环境。干预训练的指导原则如下：

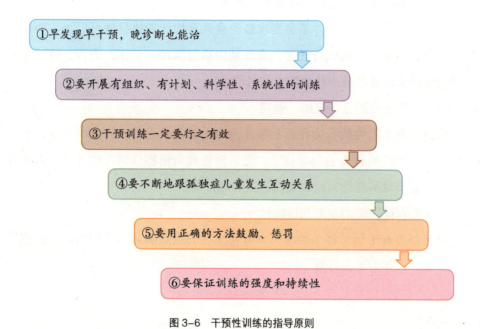

图3-6　干预性训练的指导原则

（1）早发现早干预，晚诊断也能治

对孤独症儿童而言，干预性训练越早进行，效果越好。在美国到专业机构诊治，年龄在1~3岁的儿童远多于年龄更大的儿童。因为年龄越小的孤独症儿童接受康复训练的效果越好。但是，有些孤独症儿童在早期并没有表现出来，到了四五岁甚至更大的时候才被发现，这并不意味着就错失了训练的时机，这些儿童也是可以通过干预训练得到改善的。

（2）要开展有组织、有计划、科学性、系统性的训练

不要让孤独症儿童长时间处于自己活动的状态，要引导儿童进行有组织、有计划的活动。活动内容跟同龄人的正常需求一致，重点是不要让孩子独自玩耍。

（3）干预训练一定要行之有效

干预应该是全方位、系统性的，在对孤独症儿童的核心症状进行干预训练的同时，还要促进儿童身体发育、疾病防治，提高孩子的智力水平和生活自理能力，同时减少滋扰行为，改善行为适应性。

（4）要不断地与孤独症儿童发生互动关系

对于制订好的计划，并不是要求孤独症儿童按计划执行就可以了，而是家长要与孩子互动，一起执行任务，在互动中通过眼神、动作、语言、情感等方面的交流，实现增进孩子社交能力的目的。

（5）要用正确的方法鼓励、惩罚

普通儿童本能性的行为在孤独症儿童身上都是缺乏的，在这个时候，家长可以通过功利性的行为去引导孩子，之后慢慢地向情感性的互动过渡。善用行为奖励，适当对不良行为温和处罚，决不能打骂。

（6）要保证训练的强度和持续性

每天都要有干预，将干预渗透到日常生活的点点滴滴，干预的整个过程要日积月累，以年为单位计算。

31 训练的目的是什么

无论采用何种训练方法，无论在训练的过程中进行了什么项目，都只是手段，训练的目的只有一个：促进孤独症儿童的社会交往能力，提高他们的社会适应性。

孩子学习了何种知识并不重要，重要的是孩子在训练的过程中体会了与人交往的愉悦，提高了他们在社会交往中的主动性和自制力。因此，无论选用何种训练，都应注意以下三点。

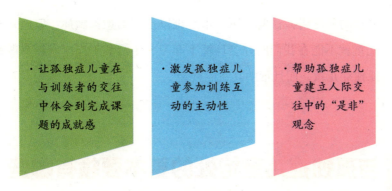

图 3-7　孤独症儿童的训练目的

　　大量训练疗法的有效研究证明，在对孤独症儿童进行感知和人际交往技能训练时，核心在于训练者和孤独症儿童之间能否建立融洽的关系，这一点是衡量康复训练是否有效最重要的标志。

32　养育孤独症儿童的指导理念有哪些

　　养育孤独症儿童，要有正确的指导理念。只有理念正确，才能帮助孩子更容易地学会实用的生活技能，也更有益于家长和孩子之间情感的建立和发展。

　　（1）"正常化"理念：将孤独症儿童视为与普通人平等的群体，尊重其人格尊严，不歧视，不排斥，接纳其作为社会的一分子参与生活。

　　随着越来越多孤独症康复患者自传的出版，以及媒体对一些具有特殊天赋的孤独症患者的报道，越来越多人了解了孤独症，并包容孤独症患者。孤独症患者有他们自己的感知、认知和社交方式，我们需要理解、容忍和接纳其独特的心理特征和文化，尊重孤独症患者，发掘其特有的价值。

　　（2）"融合"理念：为了实现第一条理念，就必须帮助孤独症儿童融入社会，与正常人共同生活。

从生物学的角度讲，目前的医学水平难以彻底治愈孤独症，但这并不意味着孤独症儿童就不能在我们的社会环境下学习、生活和工作。家长要做的不是彻底改变孤独症儿童，而且帮助其适应社会。

33 与孤独症儿童相处的基本要领有哪些

与孤独症儿童该如何相处呢？以下列举一些与孤独症儿童相处的基本要领，希望家长可以切实把握。

（1）要有爱、理解

我们不仅需要给予孤独症儿童无条件的爱与包容，而且应该给予他们更多的理解和陪伴。

（2）要有耐心

孤独症儿童常有如下表现：在接受教育的时候，表现得心不在焉，导致教育者非常生气，但往往几个月乃至半年之后，他们会将学过的东西展露出来，这表明孤独症儿童其实在学习上也下了苦工，只是他们的表现方式与我们的预想不同而已。所以，老师、家长在教育孤独症儿童的时候，要有耐心，要不厌其烦地教。

（3）要有包容性

孤独症儿童理解事物的方式有其特异性。大多数孤独症儿童只会按照字面意思去理解语言，所以家长在跟孩子交流的时候语言要简单明了，不要使用比喻、暗语、相关语等。

曾有这样的一个案例：家长对孩子说"你正常一点"，然后问孩子知不知道"正常"是什么意思。孩子说，"正常"是洗衣机的第二个按钮。

很多孤独症儿童对语言的反应不敏感，但对图像的接受度却很好。针对这种情况，家长在跟孩子交流的时候，要多使用图片、卡片，使用夸张的面部表情、肢体动作，这比刻板的说教好得多。

（4）要细心

孤独症儿童常有一定的感知觉整合障碍，光线、声音、气味、颜色、触感等都有可能对孩子造成特定的影响，家长应该意识到这一点，尽量为孩子营造舒适的、安心的生活和学习环境。同样地，对于那些可能刺激到孩子，引发孩子情绪崩溃的事情，家长也要做预案，尽量减小或避免对孩子造成刺激。

（5）要多鼓励

家长要弄清楚孩子的能力与局限，知道哪些是孩子不能做的，哪些是孩子不想做的，从中寻找孩子的专注点、闪光点，不吝赞赏孩子的每一个小进步。

（6）要示范

由于孤独症儿童存在社交障碍，家长在所有社交场合都应为孩子做出示范性引导，比如，见到人首先打招呼、问好，以帮助孩子更好地融入社会。

34 若没有专业机构，家长应如何进行训练

孤独症的主要症状是社会交往本质性障碍，但是无论是孤独症儿童的干预训练，还是日常生活，都需要与其他人打交道，所以建立一支稳定的、拥有共同理念的团队，为孩子的生活、学习、游戏、治疗乃至以后的工作服务，不但是必不可少的，而且也是训练中很重要的一部分。

家长理所当然也是这个团队的统筹者和指挥者，而且还要参与到团队运作的每个方面。家长应做好孩子训练治疗的安排、设计和分工，然后将相应的工作适当地安排给相应的成员完成，并监督完成的效果。

团队成员还应包括医生、治疗师、训练老师、家庭成员及其他专业人员。医生最好具有儿童发育行为专业背景，熟悉孩子的病史和发展过程，定期检测孩子的发展情况，解决各种生理、心理问题，指导孩子的康复训练方向。治疗

师主要协助家长规划孩子的训练安排，指导具体的训练内容。训练老师包括机构中的和家庭中的，家庭中的训练老师可以是家长本人，负责与孩子进行高强度的一对一的具体训练。其他家庭成员则可以在生活、娱乐等方面承担更大的责任。

另外，在为孩子选择医生、治疗师的时候，不要忽略了孩子的意愿和倾向。孤独症儿童表面上看起来对所见、所闻以及其他感知的事物缺乏正确的理解，但这种"不理解"并不是"不会"，而是"还不明白"，而且很多孩子的智力是很高的，虽然无法准确地表达出来，但是他们有自己的判断标准，如果孩子对家长选择的医生或是治疗师不满，就会在后续的治疗中表现出抵触，甚至导致病情恶化。

35 孤独症儿童教育训练目标是什么

我们大多数人都有过备考的经历，虽然没有制定复习目标也能取得较好的成绩，但是遵循严格的计划进行复习能让我们掌握的知识更牢固，取得的成绩更好。对孤独症儿童的训练也同样如此，有目标的训练比没有目标的训练更高效。

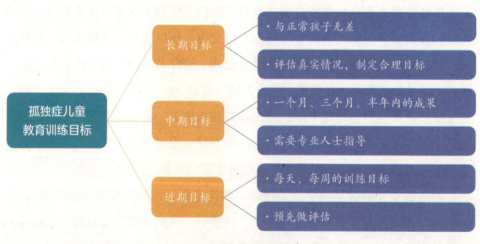

图 3-8　孤独症儿童训练目标

（1）长期目标：与正常儿童相差无几。对于3岁以下的低年龄孤独症儿童，以及轻度、单纯孤独症儿童，要实现这一目标比较容易；但对于年龄较大、病情比较严重的孤独症儿童，尤其是还同时患有智力障碍或其他严重疾病的，想要实现这一目标就很困难。因此，家长要合理降低期望值，制订适当的训练计划，对家长和孩子本身都有益。记住，长期目标的制订必须和家长的努力以及各方面的资源相匹配。

（2）中期目标：一个月、三个月、半年希望取得的成果。这一目标的制定对家长来说相对较难，建议在专业人员的指导下进行。当然，家长也可以依据自己所做的简易评估制定中期目标，比如，一个月内能自己表达大小便，对于呼唤名字的反应率能达到30%；三个月内能认识五种颜色，能指认五官；半年内可以自主说话等。

（3）近期目标：指每天、每周的训练目标。这些目标同样是在评估的基础上制定的，比如，在家长的辅助下，孤独症儿童会用手指牛奶表达想要喝奶的意愿、会叫妈妈……

36 如何确定康复训练的内容

在对孤独症儿童进行康复训练时，家长常常会进入一个误区：按照孩子的实际年龄来确定孩子的训练内容。正确的做法是，家长应该根据孤独症孩子的实际水平，来确定训练的难度级别。比如，某实际年龄是5岁的孤独症儿童，他的社交能力可能是1岁正常儿童的水平，他的运动能力可能是3岁正常儿童的水平，他的认知能力可能是两岁正常儿童的水平，如果想让孤独症儿童的康复训练行之有效，家长应该考虑孩子的实际水平。

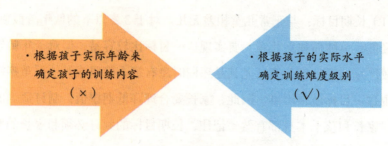

· 根据孩子实际年龄来确定孩子的训练内容（×）

· 根据孩子的实际水平确定训练难度级别（√）

图 3-9　为孤独症儿童确定训练内容的依据

同样地，想要准确地判断孤独症儿童的实际水平，首先需要对孩子进行评估，依据评估结果再决定训练难度。

37　孤独症无法治愈，那么训练的意义何在

国内外几十年的研究实践证明，孤独症儿童具有极强的可塑性，是否对其进行训练，训练的方法是否科学，将极大地影响他们以后的生活。

接受科学训练的孤独症儿童能够实现生活自理、与人交往，逐渐适应社会，甚至能从事某项工作实现自立；而没有接受训练的儿童，病情可能会越来越严重，最终连家人都无法识别，导致孩子更加自闭，甚至自残、自杀，或者伤害他人。

38　早期训练应该从什么时候开始

现在普遍认为，早期训练应该从早期干预计划做起，也就是从诊断之日起就为孤独症儿童制订个别化教育计划，专家一方面要应用针对性的训练方法、教育方法帮助孤独症儿童减少障碍，另一方面要教会家长使用这些训练技巧，并运用到日常生活中。

39 专业训练方法是由专业人员还是家长来使用

运用专业训练方法来矫正孤独症儿童的行为是一项非常专业的活动，按理说应该由经验丰富的专业人员进行，如行为心理学工作者、特殊教育工作者，但是专业人员数量有限，而且对孤独症儿童的行为矫正贯穿于他们生活的各个方面，所以家长更合适成为训练者，当然前提是接受专业机构的培训。

40 如何选择专业的干预机构

如何为孤独症儿童选择专业的干预机构？通常可以从以下三方面考虑。

（1）夸张宣传不可信

目前为止，孤独症的病因尚未有明确定论，也无法治愈，因此任何承诺痊愈治疗的机构都具有欺骗性。

（2）通过机构的干预方法判断其是否专业

考察某干预方法的有效性有无科研报告和数据支持；某科研报告是否在权威专业杂志上发表过；某干预方法的科学基础如何，比如，它选择了多少个案，选择的标准是什么，它有没有独立的观察和评估者，有没有对照组的数据，等等。

（3）是否具备专业的师资背景

老师的专业程度对教育水平影响重大，但我国现阶段特殊教育人才紧缺，很多老师并不是特殊教育专业出身，所以了解某机构是否具有完备的教师培养体系也十分重要。通常，具备专业体系的机构，对老师也会有严格的督导，其教学质量也是有保障的。

为孤独症儿童设计的穿衣训练

练习1 给布娃娃穿衣服

练习目的： 锻炼孩子的手部灵活性，培养其做事的条理性。

适合年龄： 3~5 岁

练习步骤

（1）家长故意给布娃娃穿错衣服，如系错扣子、里外穿反等。

（2）让孩子指出布娃娃的衣服哪里穿错了，需要纠正。

（3）家长和孩子一起给布娃娃穿衣服。比如，穿带拉链的衣服时，先把衣服披在身上，然后穿两只袖子，再将拉链拉上，最后整理领子。

（4）引导孩子自己尝试练习给布娃娃穿衣服，必要时家长在一旁给予指导。

练习2 学"按扣"

练习目的： 让孩子掌握扣按扣儿的小技巧。在游戏中可以让孩子了解单数、双数的概念，学习两个两个地数数。

适合年龄： 3~5 岁

练习步骤

（1）找出一个完整的按扣儿问孩子："你认识它吗？想想在哪里见过呢？"

（2）如果孩子说不出，家长可以找出有按扣儿的衣服给孩子看，并告诉他按扣儿的用途。

（3）将按扣儿一一解开，一部分放在地板上，另一部分放在收纳箱里。

（4）家长可以先进行示范：将按扣儿不同的两部分扣在一起，组成一个完整的按扣儿。

练习3 学"穿鞋"

练习目的： 让孩子感知左右脚和左右鞋的对应关系，引导孩子学会正确的穿鞋方法。

适合年龄： 4~6岁

练习步骤

（1）引导孩子观察自己的双脚，看看左脚和右脚有什么不同。

（2）把几双鞋按左右顺序摆好，告诉孩子把两只脚并在一起，如果两只鞋的鞋头是挨在一起的，就是穿对了。如果鞋头往外翻，就是穿反了。

（3）在正确认识左右鞋之后，再教孩子如何穿鞋子：首先把一双鞋按照鞋头对鞋头的方法摆好，然后两只脚分别穿进鞋里，如果有鞋扣就要扣好，然后站起来走一走，感受一下脚是否舒服。

练习4 学"系鞋带"

练习目的： 让孩子学会如何穿鞋和系鞋带（蝴蝶结）。

适合年龄： 4~6岁

练习步骤

（1）找两块硬纸板，剪出鞋子的形状，并钻出两排小孔。

（2）和孩子各拿一根鞋带开始练习，家长来示范：先把鞋带的两头穿过两个并排的小孔，然后让鞋带交叉穿回小孔，最后把剩下的两头系成蝴蝶结。

（3）引导孩子自己尝试穿小孔，交叉鞋带，最后学着打蝴蝶结。

（4）等孩子熟练后，可以让他实际操作一下，把自己的鞋子穿起来并系好鞋带，也可以请孩子为家长服务。

第四章

如何在家庭中进行训练

　　现在人们已经认识到，对孤独症儿童的干预方式应该从医学模式转向社会模式，而家庭则是与孩子关系最密切、作用最直接的场所，良好的家庭训练能较好地影响孩子，起到事半功倍的效果。反之，孩子想要取得进步难上加难，所以一定要重视对孤独症儿童的家庭训练。

41 选择干预方法前要做好哪些评估

选择干预方法之前，要对孤独症儿童进行全面评估，从而对其现状有一个全面、正确的把握。

（1）专业评估，即由医学专业或者特殊教育专业人士开展的评估。我国目前普遍使用的是由香港协康会修订的、美国北卡罗来纳大学研制的孤独症儿童心理教育评估－第三版（PEP-3）进行评估。这是一个非常全面的孤独症评估量表，涵盖感知运动、认知、社会交往、自理能力、行为问题、适应性等各方面，评估针对这些方面给孤独症儿童打分，依据分数判断孤独症儿童的这些方面处于适合、轻度、中度、严重中的哪个等级。

（2）简易评估和家长评估。上面所说的专业评估虽然效果更好，但由于耗时较长且只在少量城市才有条件进行，受限制较大，所以很多机构、家长会选择简易评估。

通常，家长可以通过自己的观察，将儿童的行为记录下来，并对其进行简单的评估，我们通过下面的表格来说明一下。

评估领域	包含的内容	评估结果（举例）
粗大运动能力	走路	走路很稳
	跑步	会跑步
	上楼梯	可以自己上楼，但双脚不能交替
精细运动能力	握笔	不稳
	拿汤勺	会
	取物	会

续表

评估领域	包含的内容	评估结果（举例）
	画画	会
	写字	不会
语言能力 （数量）	如果孩子是寡言型的，就记下他说的所有的话；反之，只做简单记录	会叫妈妈，不会叫爸爸，会说很多让人听不懂的话
	自发说话	从不
	回答	答非所问
	对话	不会
语言能力 （质量）	提问	不会
	征求意见	不会
	轮流说话	不会
	讲故事	不会
	分享性语句	没有

注：此表为简易评估，引自邹小兵《与你同行》。

　　根据教育训练的目标、内容和方法，撰写教育训练计划，要详细到月计划、周计划以及日计划。有条件的家长可寻求专业人员帮助。

　　推荐使用表格式训练计划，提高可操作性和可执行性。

　　另外，要做好即将开始艰苦训练的准备，处理好自己的工作和孩子训练之间的时间分配等问题。

42 如何布置结构化家庭训练环境

　　在讲述这个问题之前，我们先解释一下什么是结构化。

　　结构化是英文 structured 的中文翻译。虽然想要找一个恰如其分的词语来准确表达比较困难，但只要举几个生活中的例子，大家就很容易理解了。

比如，我们在超市会看到各种图片、文字、箭头指引我们找到想要的商品，这些图片、文字、箭头就是结构化指引；电影院里会用各种转向箭头指引每个放映厅的位置，这也是结构化指引；厕所门口会用相应的图片或者符号来标识，这是结构化标识；学生用的课程表上写了每天的课程，这是结构化教学。

我们可以说，这种结构化无处不在，存在于我们每一个人的生活中。

考虑到孤独症儿童行为刻板、遵守常规、不容易接受变化，我们可以利用这一点来设计家里的布局，将孩子所处的环境划分成多个不同区域，并立好规矩——只能在特定的区域进行特定的活动。

在设计家庭布局时，首先要确定好功能分区，这一点应结合孩子日常生活的训练需求来安排，必须有学习区、游戏区、进食区、睡眠区、梳洗区等，有条件的家庭还可以设定出户外大运动训练区、人际互动区等。

其次，根据家庭的户型、格局来安排不同的区域。有条件的家庭可以房间为单位进行划分，一个房间一个区域；房间数量不足的家庭可通过简单的背景布置来优化利用空间，比如，在同一个房间，可以通过分铺不同的地毯，或者竖一道屏风，达到将一个房间分成两个甚至更多个功能区的目的；还可以一区多用，比如，餐桌铺上与吃饭有关的桌布，就成为进食区，铺上与学习有关的桌布，就成为学习区。不同功能区的颜色之间应该有鲜明的区分，以有利于孩子明确区分不同区域。区域划分之后，可在每个区域贴上醒目的文字或者图片标示卡，告知孩子和家长这是什么区域。

最后，要在相应的区域摆放上相应活动所需的物品和器材。比如，学习区要摆放桌椅、书本、纸笔等；游戏区可摆放各类玩具、抱枕、豆袋椅等；睡眠区则只有寝具。总的原则是，每个区域只摆放该区域需要的物品，不要出现其他区域的活动物品。

在接受了这样的环境暗示，当孩子来到特定的区域之后，就会下意识地完成特定的活动，从而大大提高其训练的服从度和自觉度。

43 家庭训练课程如何安排

家庭训练课程的安排和设计需要根据孩子的能力水平、学习目标、兴趣等进行，常见的形式有：个别辅导、游戏课、运动课、音乐课、点心课、个人工作课等。

个别辅导课可按照每天 2~5 节，每节 10~30 分钟的时长进行。之所以如此设置，是因为训练刚开始的时候，有的孩子会比较抗拒坐下来学东西，家长要给孩子一个适应过程，开始的时候只安排上午和下午各 1 节就可以了，必要的时候 1 天只安排 1 节课也可以。由于每个孤独症孩子的能力不同，有的孩子坐定和集中注意力的时间很短，对这样的孩子，家长就应该从每节课 10 分钟开始，根据孩子的学习进展，逐渐增加课程的内容、增加每节课的时长。

游戏课每天 3~6 节，每次 20~30 分钟。根据孩子的能力选择难度适中的游戏，建议多让孩子接触社会。从某种意义上说，我们可以通过社交训练提升孩子与他人交流的兴趣，引导其参与到社会互动活动中。

运动课每天 1 节，每节 30 分钟左右。此外，建议每天设置 1 小时的外出活动，带孩子到小区或者公园的游乐场活动。

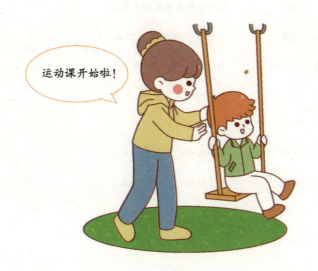

运动课开始啦！

音乐课可以穿插在游戏课中，安排一些唱歌的游戏，歌曲每周更换，主流价值的歌曲可以频繁播放。

点心课每天 1~2 节，时间 20~30 分钟。课程内容是学习与食物有关的知识，可以教孩子如何使用餐具、遵守用餐礼仪、教孩子认识食物，还可以引导孩子与人分享食物等。

在孩子吃东西、洗漱、上厕所时，要以孩子为主体，对于孩子能自己做的事情，要让他自己完成，家长只是在一旁指导协助。

个人工作课每天 1 节，时间 10~30 分钟，内容主要是孩子已经掌握的、能够独立完成的活动。

家庭训练一天课程安排参照表			
时间	课程	内容	表现
7:30~8:30	生活自理	起床、穿衣、如厕、梳洗、早餐	
8:30~9:00	个别辅导	看图识字卡片、认识三种颜色	
9:00~9:30	游戏课	木头人、石头剪子布、找妈妈	
9:30~10:10	运动课	投球、走平衡木、骑车	
10:10~10:40	个别辅导	串珠子、套笔盖、看图识字卡片	
10:40~11:00	点心课	安静地坐在餐桌前吃点心	
11:00~11:30	游戏课	捉迷藏、跑跑停、123跳	
11:30~12:00	个人工作课	捡豆子、相同物件配对	
12:00~12:30	午餐	安静地坐在餐桌上吃午餐	
12:30~14:30	午休		
14:30~15:00	点心课	安静地坐在餐桌前吃点心	
15:00~15:30	个别辅导	卡片配对、串珠子、握笔	
15:30~16:00	游戏课	搭积木	
16:00~16:30	个别辅导	认卡片、拼图、动物植物分类	

续表

时间	课程	内容	表现
16:30～17:30	外出活动	公园游乐场	
17:30～18:00	游戏课	木头人、捉迷藏、走走停	
18:00～18:30	晚餐		
18:30～19:00	休息		
19:00～19:30	看电视		
19:30～20:30	休闲活动	散步或游乐场	
20:30～21:00	生活自理	洗刷、脱衣服	
21:00～7:00	睡觉		

注："表现"可用优、良、一般、稍差、差等标注。

每天在比较固定的时间、按照比较固定的步骤，引导孤独症儿童进行学习和生活，这样可以显著地减少孩子的不良行为和情绪。

44 如何让孩子配合家长的训练

在训练孤独症儿童时，常会遇到的情况是孩子正沉浸在自己的世界里，要想让他接受训练就必须先让他放下手中的物品，让孩子明白，他应该做什么，而不是单纯自己想做什么、得到什么。

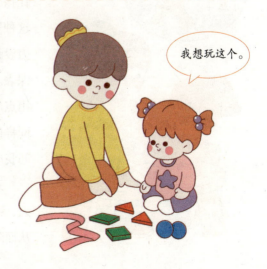

我想玩这个。

具体的操作可分为三步：

（1）发指令让孩子脱离原有状态。

要求孩子把手中的物品放在能看到的地方或者交给家长，如果孩子没反应，家长应先停顿，再重发指令，然后辅助完成。当孩子在辅助下完成要求后及时给予夸奖，最后停顿。

（2）完成第一步后，家长给出一个在孩子能力范围之内的、简单易行的指令。

（3）孩子完成指令后，家长要及时给予强化。

反复数遍之后，孩子会慢慢产生这样的认识：我完成指令之后，还能得到我心爱的物品，这样就慢慢建立孩子对家长的信任和交换意识，为训练的顺利进行创造了条件。

45 如何看待孤独症儿童的视觉学习能力

孤独症儿童的视觉学习能力一般都比较强，家长在教育训练的过程中要充分利用这一点，尽可能多地使用视觉提示。

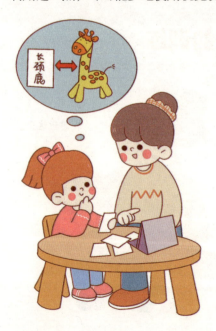

比如，上文提到的课程安排表，如果是家长自己实施则困难不大，但家长需要让孩子知道一天的安排，习惯并乐于接受这种安排，所以家长就应该根据孩子的能力设计、制作一份孩子能看懂、能接受的课表。再如，课程表上"点心课"的位置用点心的图片表示，吃点心的餐桌要也贴同样的图片，这样孩子就明白了：这个时间我应该在这里吃点心。

通过孤独症儿童更愿意接受的视觉输入，孩子能更容易地接受各种信息和指令，从而降低家庭教育训练的难度。

46 教育训练过程中需要做好记录吗

孤独症的康复训练是一个漫长的过程，在此期间，家长需要不断地积累经验、提升技巧，并与他人学习交流，便于根据孩子的实时情况调整训练方案，这就要求在整个干预训练的过程中，家长要随时做好记录和分析。

（1）平时训练的记录

本章之前的内容已经教我们制订了训练计划，这个记录要和训练计划配合使用，记录孩子各项训练内容的进展情况，其中除了时间表、课程安排之外，还要记录对孩子训练表现的简单评价。

在平时的训练中，家长还需要针对孩子的部分行为或者能力进行记录，比如，若是孩子产生便意不知道告诉家长，或者自己不会上厕所，家长就可针对这一事项建立记录表，每天、每周记录，并进行相应的矫正或奖惩。

（2）养成写成长日记的习惯

建议家长睡前抽出半个小时的时间，回忆一下当天和孩子的各种事项，做一下简单记录。

这样的成长日记不但能帮助家长客观分析孩子的各种问题、增加教养能力，还能缓解育儿压力，值得家长一试。

成长日记模板				
记录	年	月	日	星期
今天发生了什么事情	开心的			
	不开心的			
孩子的表现 （进步或问题）	认知			
	情感交流			
	人际交往			

记录	年	月	日	星期
	心情情绪			
小结	家长的经验体会			

（3）分阶段的评估和记录

就像普通儿童每半年或者一年就量一次身高、体重，学生每学期都要查一次视力一样，孤独症儿童的变化发展也很快，分阶段对其进行评估，不但能了解其进步，还能及时发现教育中的不足。

对于孤独症儿童，家长应至少每三个月或者半年对孩子进行一次总结或评价，对年龄较小的孩子要重点留意其行为、认知、社交等方面，对年龄较大的孩子还要回顾其在学校的表现、情绪等。

阶段记录表模板	
小结时间	年 月至 年 月
这段时间里我们家长做了什么，有何成效	
孩子在哪些方面进步了或表现良好	人际交往
	行为情绪
	学业
	兴趣爱好
	其他
孩子仍存在哪些问题	人际交往
	行为情绪
	学业
	其他
下一阶段的主要目标	
应强化哪些工作	

在阶段性评估的过程中，如果发现孩子进步较慢或者问题较多，就应该主动联系医生或者治疗师，咨询并改进训练方法。

47 如何对待孤独症儿童的特殊兴趣和能力

研究发现，很多孤独症患者都具有一些令人瞠目结舌的特殊能力，比如，有名的"人肉照相机"英国孤独症患者斯蒂芬，不论在任何地方，只要观察十几分钟，就能将每条街道、每栋建筑牢记于心，并用画笔呈现出来。

众多证据表明，部分孤独症患者成年后从事的工作都与儿时的特别兴趣和能力有关，而且他们的工作表现还非常优秀。所以，家长要重视孤独症儿童特殊兴趣和能力的发现、关注和培养。

家长要注意，孤独症患者中这种"天才"的比例并不高，我们培养孩子的特殊兴趣和能力，更重要的是引导孩子将特殊能力转换、扩展到更广泛的学科和领域中，以促进孩子的全面发展。

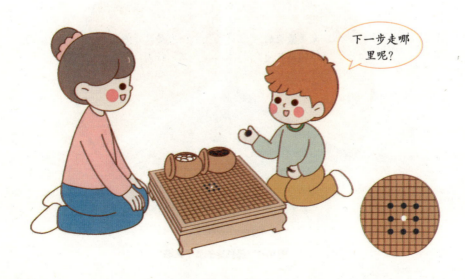

下一步走哪里呢？

为此，家长应准备足够丰富的教育相关书籍、素材和玩具，并积极地参与到孩子的游戏活动中去，在活动中观察、发现孩子的兴趣所在，以此为基础对孩子加以引导和培养。

48 什么是篮子策略

"篮子策略"是美国的罗斯·W.格林博士提出的，主要适用于性格比较暴躁、问题行为比较多的孤独症儿童。

孤独症儿童往往同时存在多种不同的问题行为和需要改善的行为，面对如此众多的目标行为，如果家长想全方位地彻底改善，很可能造成的结果就是孩子不进步反而倒退，这个时候我们就需要用到"篮子策略"。

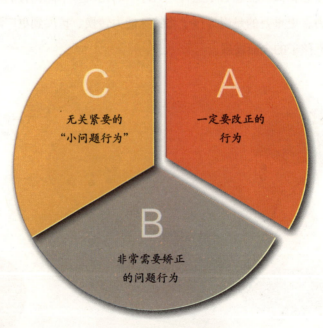

图 4-1 孤独症的篮子策略

篮子一共分三个，A篮子中放入的是涉及安全的重要行为，是一定要改正的行为，其数量上要尽量少。

B篮子中放入的是非常需要矫正的问题行为。这些行为需要耗费大量的精力和时间，家长需要对其进行充分研究、形成有效管理方法，并不断积累经验，灵活运用应对方法，才能有效地矫正，所以这个篮子放的问题行为也不宜太多。

基本上剩下的问题行为都放到C篮子里，这些都是无关紧要的"小问题行为"。家长应该将B篮子里的问题行为一一矫正之后，再开始处理C篮子。如果C篮子里问题行为的数量比较多，最好再分一次类，将需要优先处理的问题放到B篮子。孩子都是在变化发展的，如果在这个过程中C篮子中的某种问题行为有点多时，也可以及时放到B篮子里处理。

49 如何对孩子进行社交训练

就像花草生长都不可脱离空气、水分和土壤一样，孩子也不可离开社会。一个孩子在融入社会的道路上能走多远，决定了他的成长以及自立程度，所以对孤独症儿童进行社交训练是有必要的。

（1）社交训练的重要性

孤独症儿童之所以被诊断为孤独症，本质上是因为其社交方面存在问题。医学界已经普遍认识到，对孤独症儿童训练的核心就是对其社会交往能力的训练，不管是处于何种年龄段、何种程度、何种类型的孤独症儿童，对其进行的训练都应该以社会交往训练为核心。

清楚了这一点后，家长要树立一个观念：孩子不喜欢和别人玩时，我们的任务就是引导他一起玩，要在玩中建立和孩子之间的社交互动，尽自己所能地把孩子从自闭和孤独中拉出来。

（2）社交训练的目标

孩子在社交训练中应该学些什么、练些什么？针对这个问题，我们可以分成三个阶段：

①初级阶段的社交训练

a. 对人感兴趣。孤独症儿童常见的一个表征是，对家长的呼唤没有反应，但家长拿出他喜欢吃的东西时，孩子立刻就迎上去。我们的训练要从这里开始，将孩子的注意力逐渐从物转移到人上，先是父母、家人，然后是朋友、邻居等。在这个过程中，对于孩子发出的每一个主动交往信号——一个眼神、一个手势，或者是一个模糊的声音，家长都要立即给予回应，让孩子明确地感受到他的眼神、动作、语言对物体没有作用，对人肯定有作用。

b. 营造对比鲜明的环境氛围，让孩子感受到在家长身边是安全的、快乐的；接受独处时的"饥寒交迫"——刻意创造出一个没有玩具、没有零食的环境，甚至在外面玩的时候，还会被"坏小孩"欺负。

c. 体验自己和他人的感受。先是让孩子自己去体验甜、苦、辣、痛、热等感受，表现出开心、痛苦、生气、愤怒等情绪，在此基础上，观察和体会他人的这些感受和情绪。

d. 学会共同注意、对视、参观、同步、协调。比如，杯子掉到地上，妈妈和孩子对视，表露出夸张的、惊吓的表情，孩子看到母亲的表情，跟着模仿，这就是会看人的表情变化；一旦类似的练习多了，孩子的同步、协调能力也就跟着形成了。

e. 学会假装性游戏和想象性游戏。随着孩子认知能力的提高，即使在他独处的时候，他也希望会有社会活动，会把布娃娃当成孩子，给布娃娃讲故事、玩过家家游戏等。

②中级阶段的社交训练

a. 依从指令行事。比如，妈妈拿出图片问孩子哪个是动物，哪个是水果时，孩子能正确地指认出来。

b. 表达自己。比如，孩子想要吃饼干时，不但用语言表达出来了，还懂得用手指着饼干。

　　c. 回答问题。比如，家长问孩子"你想喝水吗"时，孩子会用语言回答，或者用点头摇头或等动作回答。

　　d. 通过正确的社交表达方式，来满足愿望。比如，孩子想喝水时，会主动对家长说。

　　中级阶段的社交训练是一个承上启下的重要阶段，它决定孩子最终能否像正常发育的儿童一样交往、学习。

　　③高级阶段的社交训练

　　a. 形成非功利性的社交能力。非功利性社交与个人付诸感官的需求不尽相同，主要指的是符合社会伦理道德风俗的社交行为，体现出来的是倾诉与分享、合作与协同、竞争与对抗。

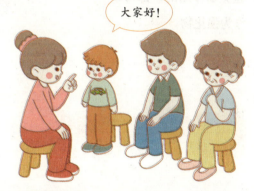

　　b. 开始理解他人的心理。这个阶段主要通过大量参加集体活动，学习领会集体社交规则，在这个过程中去体会、理解他人的感受、情绪，尝试换位思考。

　　c. 个人和集体荣誉感。通过上述的系列活动，不但从中感受到个人的自豪、光荣、骄傲和无能、自卑、耻辱的双重体验，也逐渐感受到"我们家、我们组、我们班、我们学校"的集体荣誉感和集体耻辱感。经过该阶段的训练，孩子就会有意识地约束自己的行为，使之符合家长、老师乃至社会的行为规则和要求。在成长的过程中，使自己合理社会化。这时候的孩子从表面行为上看，已经和正常发育的儿童相差无几。

　　d. 获得友谊和渴望爱情。孩子在与同龄人的学习交往过程中，因为共同的兴趣爱好，形成一个个更紧密的小团体，这就是友谊的感受。青春期的到来，生理方面的变化，让孩子对异性产生情愫，有了前面的能力培养，青少年渐渐懂得如何与人相处，懂得情感表达的分寸，懂得何为亲密交往，知道了什么是社会道德准则不能接受的行为，或许这就是孩子未来友情和爱情的形成基础。

50 什么是强化物

强化物指的是在对孩子的训练中，用来奖励孩子正确反应的物品或活动。

强化物具有多样性的特点，凡是能对孩子起奖励作用的，都可以作为强化物。

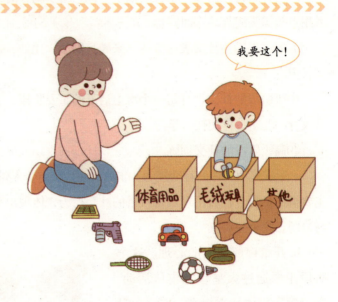

51 如何选择强化物

强化物品类很多，大体可分为一级强化物和二级强化物。

只有选择了正确的强化物，才能真正达到强化孩子正向行为的效果。切实有效的强化物应符合下面四个条件。

（1）有效性。强化物是否是孩子此时感兴趣的、喜欢的，而非家长认为的。

（2）安全性。危险的物品、不

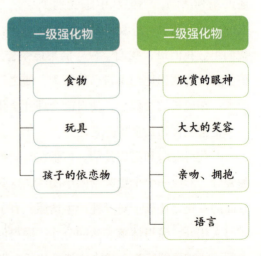

图 4-2　强化物的级别分类

良行为等不可用来做强化物；于健康不利的物品、行为也不适合用来做强化物。

（3）可实现性。选择的强化物一定是可以兑现的。

（4）可管理性。选择的强化物不能将孩子的注意力分散出去，或者选择了某种奖励活动耗费的时间太长，都是不适宜的。

52 提前告知、贿赂和强化的区别

提前告知，是在训练内容开始前就向孩子说明，孩子表现好的话可以得到什么奖励。孩子此时的状态是稳定的，也能较好地配合家长。

贿赂，是在孩子情绪差，不配合的情况下告诉孩子，好好上课可以得到什么，或者先给孩子其喜欢的东西，"讨好"他，让他好好上课。

强化，是在训练内容完成后才把奖励给孩子。

53 怎样灵活运用两级强化物

在训练之初，一级强化物使用的频率会比较高，但要同时使用二级强化物。

（1）一级强化物和二级强化物同时使用。因为孤独症儿童对表扬性的语言、表情、动作的理解有障碍，如果不同时使用，会让孩子对一级强化物产生依赖，只注意物而忽略人，这样训练就失去意义了。

（2）二级强化物要在一级强化物之前出现。这样可以让孩子先注意到他人的夸奖性语言、动作或是表情，否则一旦孩子先得到了食物或是饮料，就会专注于此，从而忽略了他人的语言动作。

（3）要让二级强化物逐渐替代一级强化物。如果强化物只局限在一级，便无法帮助孤独症儿童提高人际交往的能力，也就失去了训练的意义。

（4）避免过度强化。一方面频繁使用强化物容易让孩子产生厌烦心理，另一方面强化物不能太单调，应多种方式交叉使用。

54 食物可以作为强化物一直存在吗

对于把食物作为强化物，家长的反应很容易走极端。

一种极端是，认为食物是低级或者一级强化物，从而不愿意使用。即使家长知道孩子喜欢零食，也不用零食做强化物，导致孩子上课时动机不足，无法有效地投入学习。

另一种极端是，过分频繁且单一地使用食物作为强化物。这么做有两个不好的结果：要么让孩子心生厌烦，失去了强化物的作用；要么让孩子养成习惯，有吃的就好好上课，没有吃的就不配合上课。鉴于此，家长应加入其他强化物，多种方式交叉使用。

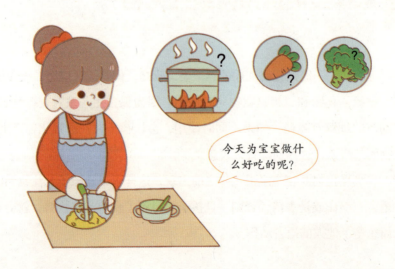

今天为宝宝做什么好吃的呢？

55 使用强化物时，容易出现哪些错误

使用强化物时，容易出现的错误有以下这些：

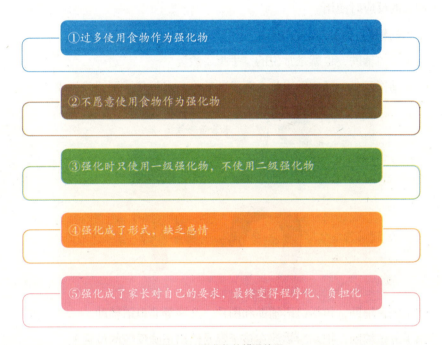

① 过多使用食物作为强化物

② 不愿意使用食物作为强化物

③ 强化时只使用一级强化物，不使用二级强化物

④ 强化成了形式，缺乏感情

⑤ 强化成了家长对自己的要求，最终变得程序化、负担化

图 4-3　强化物的错误使用

56 如何建立良好的教与学的关系

在训练过程中，家长作为引导者，要尊重孩子的意愿，从孩子的兴趣点出发来设置目标，展开训练，这样可以最大化地调动孩子的学习兴趣。

但是，家长要避免过于迁就孩子，不要忘了自己作为教育者的责任——帮孩子建立行为尺度和准则，当孩子做出错误的举动时，要坚持自己的原则。

57 什么是辅助训练，辅助的方式有哪些

> >

辅助是强化得以实现的手段，是一种附加的刺激，通常在有意识地引导孩子做出期望的反应时使用。

常见的辅助训练方式有六种：

（1）身体辅助，也就是常说的"手把手教"。

（2）动作示范，通过做出指令要求的动作，来帮孩子理解并完成。

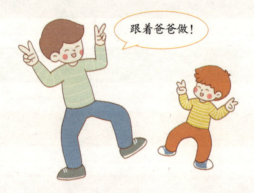

跟着爸爸做！

（3）语言辅助，包括口语辅助和图片、文字等非口语辅助。

（4）方位辅助，把刺激物放在孩子容易给出正确反应的位置上。

（5）反差，制造刺激物和其他物品之间的反差，引导孩子做出正确反应。

（6）手势辅助，用手势引导，帮助孩子做出正确反应。

58 社交训练的步骤有哪些

> >

观察—记录—分析—计划—执行法，这个操作方法涵盖了评估、计划及执行等各个环节，操作简单且方便有效。这种方法可以帮助家长训练孩子的社交技能：

带着孩子去和其他小朋友玩，家长在旁边观察孩子之间的互动交流情况，一方面观察正常发育儿童如何互动交流，另一方面将之与自己的孩子对比，发现其中的不恰当之处，并将过程用手机拍摄下来，回家后回放影像，分析异常之处，找出症结所在，再针对这些问题设计情景，在家中开展相应的训练。

59 社交训练的原则是什么

孤独症儿童的社交训练十分重要，这已是共识。那么，在进行社交训练时应遵循什么原则才能让训练效果更好？家长可以参考以下九方面的内容。

（1）科学性

我们应根据发展心理学中关于儿童社会交往发展的规律，评估孤独症儿童的实际能力，从其目前达到的能力开始，由浅入深地设计和实施社交互动游戏和活动。

（2）别让孩子独处

尽可能地时时刻刻都让孩子处于与他人的面对面的交流互动中（训练计划中的特定训练活动除外），以保证干预达到最高强度。

（3）随时随地

将对孤独症儿童的社交训练融入日常生活的方方面面。无论孩子合作与否，家长都要想方设法地与之互动。

（4）快乐、有趣

孤独症的训练可以说是"无快乐，不成长"，要让孩子觉得和家长的互动是快乐的、有趣的，这样才不违背我们训练的初衷。社交能力的提高和改善是有一定的范围和局限性的，如果在达到基本交流能力之后，训练遇到了很大阻力，孩子表现出情绪问题和严重行为问题，这时家长就要适可而止，降低强度或者暂停进度。

（5）充分利用需求

不要对孩子照顾得太全面，家长可以额外地制造需求。比如，把孩子想吃的东西放在他能看到、但拿不到的地方，引导他主动地提出需求，增加与人交流的机会。

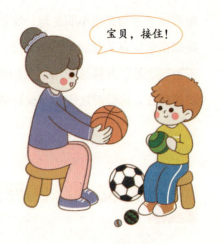

宝贝，接住！

（6）精心设计

在训练中，家长要刻意设计具有社会交往性质的活动，如捉迷藏、抛接球、石头剪子布、分果果等。早期的交往互动主要是孩子和家长一对一、面对面进行，之后可以逐渐增加其他孩子，或者在小组、团队中开展。

（7）无声胜有声

孤独症儿童社交障碍中很重要的一点是不会使用目光、表情、手势、动作等非言语交流，所以在训练中要强调这一点。在跟孩子进行互动时，家长首先使用眼神、表情、动作等交流方式，最后才使用语言表达。

（8）主动出击，不被动应对

家长要主导孩子每天活动的内容和方式，主动设计各种社交游戏，针对可能发生的问题提前准备处理方案，而不是被动地跟在孩子后面处理问题。

（9）遵循孩子的兴趣

对于一些有意义的、孩子自己参与的活动，家长可以主动加入，寻找孩子的兴趣，激发孩子的潜力，与孩子互动、交流。

60 需要药物治疗的情况有哪些

孤独症作为一种神经发育异常性疾病，由于其病因学和生化异常改变没有被完全探明，到目前为止，并没有特效药可以根治孤独症。但是对于部分孤独症儿童的某些异常行为，一些精神药物可以起到辅助治疗作用。

（1）多动行为方面的用药

孤独症儿童之多动行为的用药表		
药物名称	主要针对症状	药品历史以及评价
哌甲酯（利他林）	对孤独症的注意缺陷、多动等症状有效	该药上市已有几十年的历史，其缓释长效制剂（专注达）效果更好
托莫西汀（择思达）	可用于合并抽动和情绪障碍的儿童	近年来的新药
利培酮（维思通）	不仅能治疗多动行为，还能有效改善患病儿童的情绪不稳、兴奋、暴躁、自伤、攻击、刻板行为、睡眠障碍等症状	美国FDA批准的第一个孤独症用药
可乐定	多动行为	有贴剂，对拒绝吃药的患病儿童较好

（2）攻击行为方面的用药

①氟哌啶醇，因其不良反应较大，只适合短期使用

②利培酮

③其他：卡马西平、丙戊酸钠、丁螺环酮、锂剂

（3）自伤行为：纳曲酮。上述攻击行为用药也可用于治疗自伤行为。

（4）刻板、僵直行为：氟西汀（百忧解）。

（5）抑郁：首选氟西汀，也可用丙咪嗪、去甲替林、去加丙咪嗪。

（6）惊厥：卡马西平、丙戊酸钠。

（7）睡眠障碍：首选褪黑素，也可用丙咪嗪、水合氯醛、可乐定。

需要注意的是，药物治疗都存在或多或少的不良反应，必须在专科医生的处方和监测下使用。

在用药方面，不主张单独用药，建议在干预训练的基础上按需用药；只是针对部分症状明显、严重影响教育训练和日常生活的孤独症儿童，使用药物控制其滋扰行为，以推动训练和学习的开展。

为孤独症儿童设计的洗漱训练

练习1 我会洗袜子

练习目的： 让孩子初步学会自己动手洗袜子，掌握洗袜子的基本方法。

适合年龄： 6岁以上

练习步骤

（1）给孩子一个小盆、一块小肥皂，还有两双脏袜子。

（2）介绍洗袜子的步骤，引导孩子了解洗袜子的基本方法：打肥皂、搓泡泡、冲洗干净、拧干。

（3）带领孩子一起来学习洗袜子的基本过程，让孩子练习用手搓的动作，而不把衣服弄湿。

（4）当孩子动手学习洗袜子时，家长可以在一旁观察指导孩子，尽量不伸手帮助。

（5）待袜子被冲洗干净后，家长可以教孩子把袜子夹在绳子上进行晾晒。

练习2 自己洗脚

练习目的： 鼓励孩子自己洗脚，尽早学会自理。每晚让孩子自己洗脚，或让他帮爸爸妈妈洗脚。

适合年龄： 4~7岁

练习步骤

（1）睡觉前，提醒孩子将拖鞋、毛巾、肥皂摆好，打一盆温水。

（2）鼓励孩子自己脱去鞋子和袜子，先洗一只脚，用肥皂将脚趾缝、脚背和脚底洗净，用毛巾擦干，穿上拖鞋。

（3）再让孩子将另一只脚放进盆中洗干净。在这个过程中，家长只用语言提示，尽量不插手。

（4）等孩子完全熟练后，才可让孩子把双脚一起放进盆中，以防滑倒摔伤。

练习3 自己擦手

练习目的： 让孩子学会自己擦手。让孩子认识干、湿的概念。为了加深印象，可以锻炼孩子用干、湿两种毛巾擦手、擦脸。

适合年龄： 3~5 岁

练习步骤

（1）为孩子准备一块塑料板，剪成手的形状。

（2）然后在手形塑料板上滴上水滴，准备干与湿两种纸巾放在桌子上。

（3）要求孩子挑选出干纸巾擦掉塑料板上的水滴，让他明白干和湿的概念。

练习4 自己洗手

练习目的： 让孩子知道饭前、便后要洗手，了解洗手的重要性。

适合年龄： 3~5 岁

练习步骤

（1）和孩子一起看"爱干净，勤洗手"之类的绘本，让他知道用脏手吃东西的危害。

（2）和孩子一起学习正确的洗手方法，分为六步：湿、搓、冲、捧、甩、擦。

（3）家长向孩子示范，和孩子一起动手练习，进一步教孩子掌握洗手的方法。三个人相互监督，及时纠正每个人的错误。

第五章

常见问题
行为及处理

　　孤独症儿童的行为问题、情绪问题是让很多家长比较头疼的问题，如果处理不好，盲目干预，反而会让孩子的问题越来越严重。本章主要介绍孤独症儿童常见的问题行为及其处理方法。同时提醒家长，每个儿童的具体情况不同，对同一个问题的反应也不尽相同，家长在实际操作时要灵活，不可生搬硬套。

61 孤独症儿童会有哪些问题行为

孤独症儿童无法通过正常的交往行为来表达他们的愿望和感受。因此，面对他们的问题行为时，身边的人首先要具备理解和判断的能力，其次才有可能进行相应的处理和疏导。

国内外专家根据孤独症儿童常见的问题行为及其障碍特点，将问题行为的内在诱因分为四种情况。

（1）逃避／回避

孤独症儿童在逃避自己不愿意做的事情，或者想要从自己不喜欢的某个环境中离开时，表现出来的某种行为。

（2）吸引他人注意

由于缺乏沟通的能力和技巧，孤独症儿童会使用问题行为来吸引他人的注意，这类行为常见的有发脾气、攻击性和自伤性行为、怪异的词语及自我刺激的行为。

（3）自我满足

孤独症儿童为了满足自己内在的某种需求而发生的一种自我强化，也表现出明显的自我刺激特点。研究者认为，孤独症儿童的自我刺激分为两种情况：一种是感觉不敏感的儿童，为了增加感官的刺激；另一种是感觉过度敏感的儿童，为了减少感官的刺激。

（4）感觉强迫

此类行为的出现往往是因为孤独症儿童在感觉方面存在异常，导致他们不得不做出某种刻板行为，其特点是固执和有顺序。

62 矫正孩子问题行为的基本原则是什么

行为治疗是孤独症治疗的重要手段，其效果远超药物治疗，选择科学的方法和策略矫正孩子的问题行为是每个家长都应掌握的技能。针对矫正行为等问题，家长应遵守的基本原则有以下几点。

（1）正性行为支持法

在矫正孩子的问题行为时，正确的思考方向不是如何消除孩子的某个问题行为，而是如何教会孩子用易于接受的行为来替代问题行为，这就是正性行为支持法。

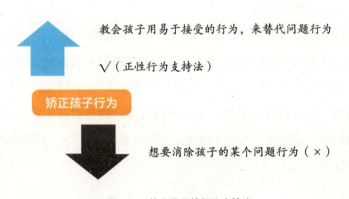

图5-1　什么是正性行为支持法

当孩子用某种行为来表达自己，而你正在矫正这些问题行为的时候，如果没有同时教会他另一种可以替代的适当行为，孩子的这个问题行为可能会消除，但取而代之的可能是一个新的问题行为。所以，采取行动的时候问问自己：如果孤独症儿童的某一问题行为得以消除，那么我们期待他们表现出哪些社会化行为呢？

（2）不要凭自己的感觉认为孩子受到了惩罚

很多家长以为具有惩罚作用的方式，对孤独症儿童来说根本不起作用，这一点让不少家长感到困惑、无奈。实际上，唯一能够帮助家长识别自己所采取的矫正策略是否有效的途径是：观察孩子的行为，如果我们采取了某种矫正措施之后，孩子的问题行

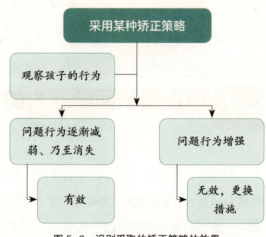

图5-2　识别采取的矫正策略的效果

为逐渐减弱，乃至消失，说明这种措施对孩子具有惩罚作用；反之，如果孩子的问题行为增强，则说明这种措施可能鼓励了孩子的问题行为，这时候就要赶快考虑更换矫正措施。

（3）尽最大可能忽视它

当问题行为没有对孤独症儿童自身以及他人造成伤害时，家长最好的应对方式就是忽视该行为。因为孤独症儿童常常会做出一些怪异行为来吸引他人的注意，所以这时忽视就能获得想要的效果。在家长忽视孩子行为的同时，如果孩子又做出恰当的行为，要立即给予鼓励。通过这种反馈，就会给孩子留下这样的印象：如果我表现得好，懂道理，妈妈才理我；如果我表现得不好，不懂道理的话，妈妈就不会理我了。

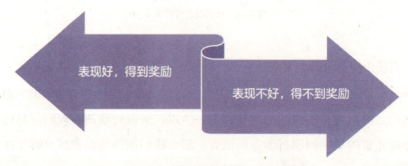

图5-3　孤独症儿童的"怪异行为"的内心投射

（4）审视自己的行为

孩子都是通过有意和无意的模仿来学习社会行为的，作为孩子最亲近的人，家长一定要经常审视自己的行为表现，重视自己的言传身教作用。

63 如何对待孤独症儿童的发脾气行为

在训练初期，孤独症儿童的发脾气行为特别明显，主要表现为啼哭、尖叫、拉扯、跑开、打滚等。孤独症儿童之所以如此，主要原因是孤独症儿童的社会交往能力和语言表达能力相对滞后，无法和正常发育的儿童一样恰当地表达自己。因此，家长要从根本上改善患儿的交流能力和认知能力。但是，这是一项长期的工作，家长该如何处理当前的情况呢？方法是具体情况具体分析，以便具体应对。

孤独症儿童发脾气行为的应对表	
具体情况	应对措施
基本需求没有得到满足而导致的发脾气，如饥饿、口渴	用合理、温和的方法惩罚其不良行为，适度加以惩戒
身体不舒服引起的发脾气	及时诊治
患病儿童的刻板行为，如撕报纸、玩手机、看广告等被家长打断中止时而发脾气	引导孩子忙碌于有计划的训练活动，将有意义的刻板活动整合到结构化程序活动中，部分刻板行为可以接受
患病儿童感觉异常，对某些声音、图像、食物等过度敏感	在理解容忍的基础上，尽量避免孩子接触敏感物
患病儿童因特殊的恐惧行为而大发脾气	予以理解，适度避开让孩子害怕的特定事物，如果无法避免，那么尽量让孩子少量接触，减轻其恐惧
患病儿童的不合理要求未得到满足而大发脾气	首先予以忽视；待发脾气停止时，及时表扬孩子；试着转移孤独症儿童的注意力
患病儿童为了逃避不感兴趣的任务、逃避中高难度的任务而大发脾气	根据其兴趣适当调整训练内容；调整训练难度

续表

具体情况	应对措施
患病儿童为了逃避合理任务而大发脾气	有意忽略，坚持按计划完成任务
患病儿童因遭受惩罚而大发脾气	用合理、温和的方法惩罚其不良行为，适度加以惩戒

64 如何对待孩子想要获得关注的心理

　　孤独症儿童索求关注而不得的时候，往往会产生哭闹或其他问题行为，解决该问题的关键在于家长的坚持。如果家长因心疼孩子而无法坚持，就会导致孩子的行为越来越严重。

　　（1）营造一个让孩子放松的环境，让孩子先适应这个环境，给孩子布置一点他很容易完成的课题，借此夸奖孩子。

　　（2）重新培养学习的兴趣，让孩子愉快地学习。

　　（3）当孩子做出问题行为时，在确保其安全的前提下，忽视他（包括动作、声音、眼神以及他人等），直到孩子安静下来。不同情况的孩子对忽视产生反应所需的时间不同，对正常发育的儿童来说，两周时间就足够了，但对三岁左右的孤独症儿童则通常需要三周时间，对于年龄大的孤独症儿童而言，则需要的时间更长。而且，在见效之前，孤独症儿童会发更大的脾气，在此期间家长要保持耐心，不应中途放弃。孩子如果实在闹得太厉害，可以转移其注意力，但一定不能满足其不合理的要求。

不同情况的孩子对忽视产生反应所需的时间不同		
正常发育儿童	孤独症儿童（3 岁左右）	孤独症儿童（更大年龄）
2 周时间	3 周时间	更长时间

（4）不可简单粗暴地打骂孩子。无论如何，都不要采用简单粗暴的方法来处理问题，只顾打骂而忽视思想教育是不可取的。

需要指出的一点是，当家长为孤独症儿童准备好了内容丰富的活动，并开始让孩子处于有计划的、充实的、有趣的训练活动中时，孩子的各类问题行为就会自然而然地减少。

65 如何对待孤独症儿童的破坏或攻击行为

孤独症儿童常见的破坏或攻击行为有故意摔砸物品、伤害他人、伤害自己等。如果是第一次出现，应立刻予以简明、严厉的警告；如果孩子控制了自己的行为，就应及时给予口头表扬；如孩子变本加厉，就可采用身体控制的方式尽快制止这些行为，并实施下一步的行为处罚。

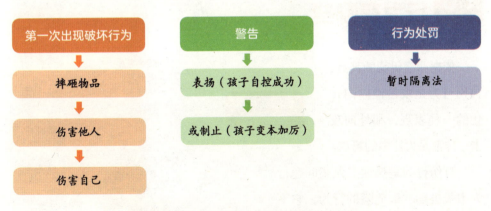

图5-4　如何对待孤独症儿童的破坏或攻击行为

进一步的行为处罚，通常使用的是"暂时隔离法"，这种方法类似于关禁闭。正确实施该方法需要一些特别注意的事项。

（1）批评要简单明了，不应说"你是个坏孩子"，而应说"打人是不对的"。

（2）破坏攻击行为发生后，行为处罚立即执行、准时结束。

（3）具体惩罚时间应依据孩子的年龄而有所不同，计时器是必备工具。

（4）选择墙角作为隔离地点较为合适。如果隔离地点可能存在危险或者无法让孩子自我反省，那么应该避免选择这样的地方。

（5）在隔离过程中，我们应做到不说话、不唠叨，不附加体罚。

（6）在隔离过程中，如果孩子没完没了地哭闹，那么我们应该理性对待，适当予以忽略。

（7）在隔离结束后，观察孤独症儿童的行为，如果他们继续表现出破坏攻击行为，我们应该根据其具体过失的严重程度，制定惩罚标准，明确惩罚时间。

（8）留意孩子的安全问题。如果孩子有自伤行为，应给予相应的保护措施，追本溯源，理解孩子自伤的真正原因。

66 孤独症儿童的自伤行为有哪些

依据弗洛伊德的观点，自伤行为是攻击性内向转化的一种表现，和外向攻击一样都是力比多的释放。

自伤行为是孤独症儿童问题行为中最极端、最危险的行为，它不仅给孩子自身带来痛苦，更给家庭和社会带来沉重的精神和经济负担，因此对该行为的干预十分必要。孤独症儿童自伤行为具体表现有：

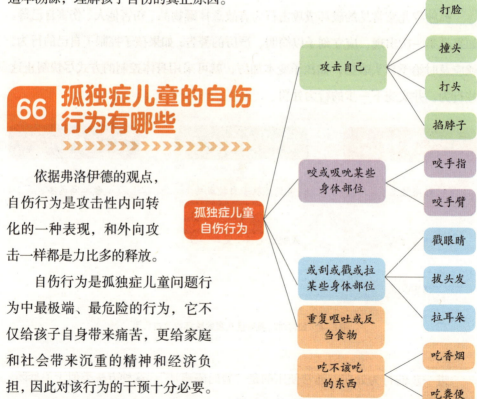

图 5-5 孤独症儿童的自伤行为

67 对孤独症儿童自伤行为进行干预过程中应注意哪些问题

孤独症儿童的自伤行为非常常见，而且发作起来难以控制，严重时甚至会危及生命，因此家长一定要掌握正确的预防措施以及干预方法。

（1）干预前应注意的问题

首先，对孤独症儿童进行医学上的检查。一方面，家长需要判断孩子的某些行为是否源于器质性病变，即某些生理病症所引发的；另一方面，家长需要做好心理准备，提前了解自伤行为可能对孩子造成多大的伤害，以便为之后的系统干预提供数据支持。

其次，在干预方法的选择上需要考虑几个因素。

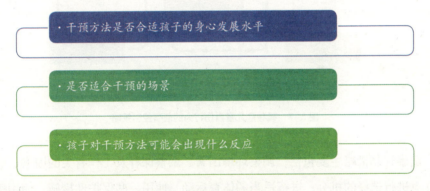

· 干预方法是否合适孩子的身心发展水平

· 是否适合干预的场景

· 孩子对干预方法可能会出现什么反应

图5-6　孤独症儿童自伤行为

（2）干预过程中应注意的问题

首先，转变观念，正视问题行为。家长不要局限于问题行为本身，还要从"环境—行为"互动的角度去研究行为，因为从研究来看，大部分自伤行为与孤独症儿童的身体状况无关，而与特定的环境事件相关。

其次，对自伤行为进行严谨的评估。

最后，要重视适应性行为（如合作、服从、参与）的塑造，即用适应性行为部分或全部地代替问题行为。

68 自伤行为干预的主要方法有哪些

针对此问题，中国台湾高雄师范大学特殊教育系钮文英教授提出了五大类别的具体干预方法。

（1）前事控制策略。这一策略强调对问题行为产生前的环境刺激进行分析，找出可能或者容易引发问题行为的环境刺激，然后对这些刺激进行弱化，减少诱发孤独症儿童自伤行为的环境刺激，增加不易引发孤独症儿童问题行为的环境刺激。

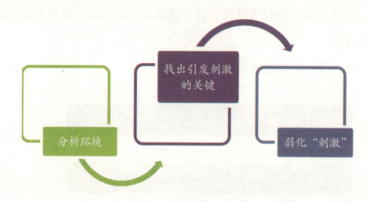

图 5-7　孤独症儿童自伤行为的前事控制策略

前事控制措略主要包括：调整环境因素、调整课程及工作有关的因素、给特殊儿童进行选择的机会、进行适当的体育运动、使用一些保护性措施、使用感觉消弱策略及反应中断策略等。

（2）行为训练策略

该策略主要是通过对孤独症儿童进行弥补性的行为训练而增加适当行为，从而达到减少问题行为发生的目的。行为训练策略包括训练孤独症儿童的社会技能、沟通技能、休闲技能及自我控制能力等。

（3）其他变量介入策略

主要指药物治疗等其他治疗方式的介入。因为某些孤独症儿童的问题行为可能是由于某些病症（包括基因性、神经性疾病，以及中耳炎等局部病变）引起的，在对孤独症儿童进行干预之前，最好先对其进行医学上的全面评估，排除医学因素之后再应用其他干预方法。

（4）后果处理策略

孤独症儿童做出自伤行为很可能是为了某种诉求，如逃避要求、寻求注意等，通过调整可控性结果，阻止自伤行为，进而减少孤独症儿童自伤行为的发生次数。

（5）生态环境改善策略

有时孤独症儿童的自伤行为可能是源自情绪困扰，所以家长应关注其情绪变化，并给予适当的支持。除此之外，还应给予其一定的选择和决定的机会，教导孤独症儿童采用正确的方式来控制环境。

需要指出的一点是，当前的研究显示，干预方法的选择趋向于个别化、融合性的特征，所以对干预方法进行有效的组合也是非常关键的。

69 孤独症儿童的危险行为及应对方法有哪些

研究儿童行为的专家指出，可以根据儿童行为的危险程度，有针对性地施以惩罚。

（1）可控自然后果惩罚法

对于那些轻度危险的、可能对孩子造成轻度伤害的行为，建议采用该方法。其操作思路是让该问题行为自然发生，或者在一定的控制和保护之下发生，将行为的自然后果作为对孩子行为的惩罚。比如，孩子喜欢玩碎玻璃时，不要阻止他，只需在他割破手指的时候为他清创、包扎就可以了。这样孩子有过这样的受伤经历之后，就不会再玩碎玻璃了。

（2）可控人为后果处罚法

孤独症儿童常见的一类问题行为就是不管任何场合都喜欢乱跑，由此导致的走丢或者意外伤害发生的概率都很大。对此，家长可以设计一些轻微的后果让孩子体验一下。比如，找一个孩子没有见过的朋友扮作"坏人"，去"欺负"孩子。家长适时出现，赶走"坏人"，保护孩子。经过数次"演练"之后，孩子再表现出这种行为的可能性就会大大降低。

（3）观摩法

一些高度危险的行为，如爬高、爬阳台，可以采用观摩法处理。针对孩子爬阳台的行为，家长可以当着孩子的面，把他特别喜欢的陶瓷玩具放在阳台上，让孩子"不小心"把玩具弄掉，然后带孩子下楼去看这个破碎的玩具，让他意识到这种行为的严重后果。值得提醒的是，这种方法不合适那些把扔东西作为刻板行为或喜好的孩子，同时也要注意邻里影响。

（4）逻辑结果惩罚法

当孩子做出某个违反指令的行为时不会产生"自然"的不良后果，但从"逻辑"上说可以有这样的后果，比如，规定孩子只能看 30 分钟电视，但孩子坚持要继续看时，可以果断关掉电视，并惩罚孩子在接下来的一天中都不能看电视。

（5）反应代价法

有些问题行为，既没有自然结果，也没有恰当的逻辑结果，那么就可以用这种方法，即让孩子为自己的不良行为付出代价。

需要注意的是，上述几种惩罚方法适用于具有一定理解和归因能力的孩子。如果孩子归纳、总结的能力较弱，那么惩罚孩子并不一定能够有效地减少其危险行为。

70 对孤独症儿童不服从指令的行为该如何处理

孩子不服从指令的原因有很多，最常见的原因是该指令对他的吸引力不大，所以提升训练活动的趣味性、生动性，提高儿童活动的积极性是解决该问题的一个重要途径。当孩子服从指令时，要及时给予他有意义的强化物。

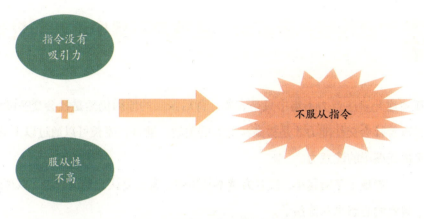

图 5-8　孤独症儿童不服从指令原因

我们可以从孩子完成他特别喜欢的任务开始，创造表扬和奖励他服从指令的机会。然后，逐步发出一些孩子不太喜欢的指令，如果他执行了，就要给予孩子非常有吸引力的奖励（强化物），建立"强化"和服从指令之间的关系。同时，在孩子不服从指令的时候，我们也要保持冷静，积极引导。

71 对孤独症儿童刻板行为该如何处理

重复刻板行为是孤独症儿童的行为特征，面对这类行为时如果采用批评（唠叨）、打骂的方法，很可能适得其反，从而加重孩子的刻板行为。正确而有效的方法是开展密集的强化的程序化训练，将刻板行为利用起来，作为完成某一任务的组成部分。比如，有的孩子喜欢翻书，家长就可以参与其中，在翻书的过程中讲解书中的故事，从而使无意义的刻板行为变成有意义的学习行为；有的孩子玩耍的时候喜欢盯着手看，家长可以用荡秋千、拍球等活动去代替不恰当的刺激性为，这些活动也有挥舞手部的动作，也有遵循固定路线前行的行为，却属于有意义的替代行为。

72 对孤独症儿童多动、注意力不集中该如何处理

>>>

孤独症儿童注意力不集中只是表象，背后深层的原因仍然是社会交往障碍，所以其改善社会交往能力才是提高注意力的关键。通常，家长可以通过以下训练方法来提高孩子的注意力。

（1）一般孩子年龄越小，注意力越不易集中，家长要认识到这一点，以理解、接纳、包容的心态来对待孩子。

（2）对于上幼儿园或是上学的孤独症儿童，如果孩子的多动行为没有对班级造成太大影响，在家长和老师取得共识的前提下，是可以忽视这一点的。

（3）孤独症儿童具有特殊的学习注意能力，对于其感兴趣的内容，可能并不需要像普通儿童那样集中注意力，也能获得相应的知识、掌握学习的内容。

（4）采用结构化教育方法，比如，合理的课程安排、运用时间程序表、有针对性的视觉提示、结合孩子特点的课室布置、个性化的课程时间设置等，都是改善孤独症儿童注意力的好办法。

（5）根据孤独症儿童的兴趣所在，安排对其有吸引力的训练学习内容，可以提高孩子的注意力。

（6）执行功能缺陷以及中央凝聚功能薄弱和心理理论缺陷与注意力不集中有关，相关的训练可以帮孤独症儿童集中注意力。

（7）和普通儿童一样，很多孤独症儿童之所以能集中注意力，是为了得到老师的表扬，或者避免老师的批评，也就是说他们有"荣辱观"，所以"荣辱观"训练可以改善孤独症儿童的注意力。

（8）利用孤独症儿童的视觉学习特点，将事物单一简洁化，并利用儿童的兴趣，尝试多种方式来教会儿童理解、辨认并掌握事物。根据儿童的能力，设计适宜的游戏步骤和训练要点，以便儿童能够在游戏中享受乐趣，感悟升华。

（9）可在医生指导下选用某些药物，以改善孤独症儿童的注意力缺陷。

73 如何对孤独症儿童进行如厕训练

　　训练孤独症儿童自行如厕需要很长一段时间，有研究表明平均需要 1.6 年才能使孩子白天不尿在裤子上，部分孩子甚至需要 2 年才能学会控制大便。

　　针对孤独症儿童的特点，每一个对孩子进行如厕训练的人都应该使用相同的语言、遵循相同的流程，因此一份书面的如厕训练计划非常重要。

孤独症儿童如厕训练计划范例	
目标	让孩子在吃完饭后 15 分钟上厕所，并在厕板上坐 5 秒钟
规律（多长时间上一次厕所、每次上厕所需要多久）	孩子每次进餐后 15 分钟上厕所，上厕所时间为 5 秒钟，孩子要坐在厕板上
语言（使用孩子有反应的语言）	"我们现在上厕所"
地点（让孩子在哪里上厕所。厕所里的光线、声音、厕纸类型是否有影响等）	厕所，照顾孩子的人站在厕所外，开着门，开着灯，开排气扇
工具	在厕所对开的地方贴可视化如厕程序表，孩子如厕时喜欢的音乐或者书籍
奖励	每次完成如厕（不拉在裤子上，在厕所如厕），孩子都可以玩自己喜欢的玩具，或者得到喜欢的食物

74 孤独症儿童偏食问题该如何处理

　　针对该问题，家长应尽量采取平静的方式处理。

　　首先，要清楚孩子容易接受的食物和拒绝接受的食物，做好记录，分析其营养成分，判断当前的饮食结构是否合理、营养成分能否满足孩子的成长发育。如果基本能满足，就不需要做出过多调整。如果孩子偏食严重，有可能影响身体健康，则需要采取必要措施。以下几种对孤独症儿童偏食的处理方式，可以作为家长的参考。

选择替代食物	· 满足孩子基本营养需求的食物有很多，没有哪一种食物是必须吃的。不吃某一种，换成另一种就可以了
增加食物的种类	· 选择恰当的时机增加食物的种类，比如，在孩子心情好的时候、特别饿的时候
减少孩子对尝试新食物的抵制	· 在孩子喜欢的食物中加入其不喜欢的食物，如果孩子没有抗拒，就逐渐增加食物的分量，直到孩子完全接受新食物为止
营养补充	· 如果某些食物是孩子坚决不吃的，可以通过维生素、食物纤维等来补充其所需营养素；如果孩子食欲特别差，还可以考虑用药物增加其食欲
养成良好的饮食习惯	· 家长要以身作则，引导孩子养成良好的饮食习惯

图 5-9 孤独症儿童偏食的处理方式

75 孤独症儿童睡眠问题该如何处理

这里所说的睡眠问题指的是入睡困难、睡不安稳或者早醒等。至于打鼾、睡觉时喘粗气或者夜晚尿床等睡眠问题，需要专业的睡眠障碍专家诊疗，本书对此暂不详谈。

在着手解决孩子的睡眠问题之前，家长应知道正常学龄前儿童每天需要的睡眠时间是10~11个小时，但是很多孤独症儿童所需的睡眠时间远远小于这个数字，所以家长应避免通过让孤独症儿童早入睡来达到多睡一会儿的目的。有助于孤独症儿童晚上入睡的措施有以下四点。

（1）提供舒适的睡眠环境

孩子每晚入睡的地方应该是固定的、安全的、安静的、舒适的。同时，要根据孩子的个体需求进行细微调整。比如，如果孩子在低调、平和而持续的背景音（如空调的声音、空气过滤器的声音）中比较放松，就要营造并保持好这种环境。

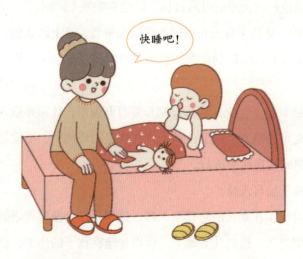

（2）制定良好的睡前常规

制定一些简短的、有预见性的、让孩子感到期待的睡前常规。这一常规最好在孩子睡前15~30分钟开始进行。年龄小的孩子需要的时间比较短，年龄越大，需要的时间也越长，但整个睡前常规的持续时间不应该超过1小时。

良好的睡前常规可以是这样的：在孩子的房间里进行，并且周围的环境要保持安静；每晚进行相同顺序的睡前常规活动；使用图片、文字等可视化程序表，帮助孩子记住每一步需要做什么；纳入睡前常规的应该是那些容易让孩子安静下来的活动。

养成规律的睡前常规有哪些呢？

①根据孩子的年龄，选择合适的上床睡觉时间，并坚持执行。

②上床睡觉时间要适合孩子。

③随着孩子年龄的增长，相应地推迟上床睡觉时间。孩子长大后可能会出现周末迟迟难以入睡的情况，家长可以把孩子周末的入睡时间和起床时间稍往后推，但这种推迟要控制在1小时内。

④坚持早起。即使有时候孩子很晚才睡着，也要按时把孩子叫醒。

⑤午睡时间。孩子年龄较小，可以设定固定的午睡时间，但不要超过下午4:00，以免影响晚上睡眠。需要注意的是，孤独症儿童需要的睡眠时间远远少于正常孩子，如果他们白天睡眠时间过长，就会影响晚上睡眠。

⑥利用食物。让孩子每天在固定的时间吃早餐，晚上睡觉前，不要给孩子太多吃的或者糖果及含咖啡因的食物饮料，可以吃一点碳水化合物，以促进孩子尽快入睡。

⑦利用光线。孩子早上起床后，家长要打开窗帘，让阳光进入房间。白天让孩子待在阳光充足的地方，晚上让孩子待在昏暗的环境中，不管是晚上入睡还是午睡，都要在黑暗的房间中进行。

（3）教会孩子独自入睡

如果孩子习惯了在家长的陪伴下入睡，这将是一个循序渐进的缓慢过程，可能需要花费数周之久。最初几天晚上，可以先坐在孩子的床上，然后改成坐在床边的椅子上，之后让椅子离床的距离越来越远，直到坐到孩子看不见的地方，或者不再坐在孩子的房间里。在这个过程中，要逐渐减少跟孩子之间的眼神、言语、表情交流等。如果家长离开孩子房间后，孩子仍然不肯入睡，可以在门外等待几分钟后再进入房间，抱一下孩子，坚定地跟孩子说"该睡觉了"，然后离开。如果还需要家长再次进入房间，中间等待的时间就应该逐渐延长，谨记每次走进房间看孩子的时间不要超过1分钟。

（4）鼓励对睡眠有帮助的白天活动

白天的体育锻炼有助于晚上的睡眠，但要确保所有剧烈运动的结束时间距离孩子的睡眠时间在3小时以上。

76 孤独症儿童听觉过敏问题及处理

听觉过敏在孤独症儿童身上比较常见，某些音域的声音或者某些噪音会在孤独症儿童的耳中放大，给他们造成强烈的刺激和痛苦。针对这一问题，首先家长应该找出孩子对哪些声音过敏，然后想办法消除或减轻这些声音对孩子造成的困扰。比如，孩子如果对大型机器的声音恐慌，那么家长可以给窗户安装隔音玻璃；上课时关门关窗，安排孩子坐在离噪音声源较远的地方；如果孩子对桌椅拖动产生的噪音敏感，那么家长可以给桌椅安装脚垫。

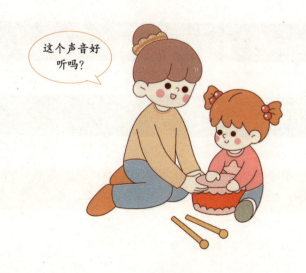

此外，家长还要注意火警逃生声音引发的安全问题。有的孤独症儿童害怕火警发生时的警笛声，他们一听到声音只顾捂着耳朵躲在角落，不知道迅速离开现场。为了预防此类危险的发生，家长应利用连环画、情景演练等方式，提前向孩子普及火灾逃生的方法，训练孩子克服听觉敏感而迅速离开火灾地点。

77 如何运用行为疗法培养行为能力

所谓行为疗法，就是运用行为矫正技术，培养良好行为，减少不良行为。研究证明，在运用行为治疗技术培养孤独症儿童社交、认知等各项能力的过程中，要想达到良好的效果，治疗训练的强度要高，达到每周 20 小时以上，甚至每周40 小时；训练持续时间也是以年为单位来计算的。其主要的技术要点包括以下四个方面。

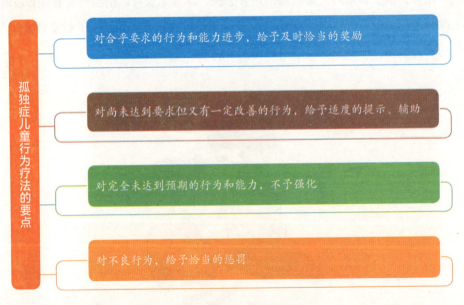

图 5-10　孤独症儿童的行为疗法的要点

另外，针对复杂的行为能力训练，可将训练过程分解成多个步骤，每个步骤逐一训练，最后再进行完整训练。

近年来，越来越多的专家学者倾向于运用行为治疗技术来训练孤独症儿童的社交能力。一般来说，其训练可以由四个步骤组成。

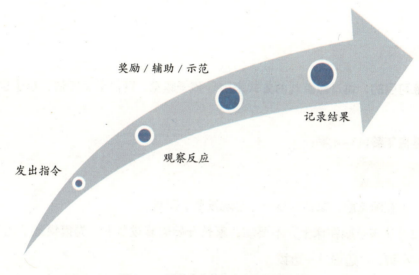

奖励 / 辅助 / 示范

记录结果

发出指令　　　观察反应

图 5-11　孤独症儿童行为疗法的训练步骤

（1）对孩子发出指令。比如，爸爸说："小伟，看爸爸！"

（2）观察孩子的反应——执行指令了，或者没有执行。

（3）针对孩子反应的正确与否给予奖励 / 辅助 / 示范。如果孩子执行了指令，则给予相对较高的口头表扬 / 食物奖励；如果孩子没有执行指令，则适度给予提示、辅助；如果孩子在提示辅助下执行指令了，则给予一般的口头表扬。

（4）在训练记录本上，记录此回合的训练结果，通常用"通过""显现"（表示辅助下做到或者有所表现）"失败"三个级别表示。

为孤独症儿童设计的睡眠练习

练习1 "萝卜"睡了

练习目的： 通过做游戏的方式来引导孩子睡觉，既简单又方便，孩子也很开心。

适合年龄： 3~6 岁

练习步骤

（1）在睡觉前，家长与孩子一起玩拔萝卜游戏。

（2）让孩子躺在床上，不要动，家长开始假装拔萝卜。先摸摸孩子的头，再拉拉小脚，一边说，一边拔。

（3）家长拉着孩子的脚时，孩子会不自觉地保持不动，家长假装用尽了力气拔不出来，然后去拔孩子的胳膊。

（4）尝试几次后，家长可以说："我要休息了，等明天再来拔吧。"然后家长轻轻地拍着孩子，孩子很快就能睡着。

练习2 跟布娃娃一起睡

练习目的： 通过照顾布娃娃入睡，让孩子对生活自理有更深的了解。

适合年龄： 5 岁以上

练习步骤

（1）家长和孩子一起挑选一个他喜欢的布娃娃或者动物玩偶。

（2）晚上睡觉前，让孩子学家长的样子给布娃娃盖上小被子，一边轻轻地拍布娃娃的身体，一边给布娃娃唱儿歌。

（3）孩子在哄布娃娃入睡的同时，自己也会渐渐安静下来，快速入睡。

（4）早上起来，孩子要做的第一件事就是把布娃娃"叫醒"，给它穿衣服。

练习3　先寻宝，再睡觉

练习目的：让孩子体验黑暗，战胜黑暗带来的恐惧感，锻炼孩子的独立睡眠能力。

适合年龄：5岁以上

练习步骤

（1）家长可拿一个小玩偶，让孩子仔细观察、抚摸它，吸引孩子的注意力。

（2）然后把小玩偶藏在孩子的房间，如枕头下、被子里或床下，拉上窗帘后，关灯使房间暗下来。

（3）让孩子进房间独自寻找，如果孩子可以适应黑暗，家长就关上房门。

（4）如果孩子面对黑暗很紧张，无法适应时，家长就打开房门，守在门口观察孩子的情况。

练习4　认识时间

练习目的：帮助孩子建立简单的时间观念，认识闹钟。

适合年龄：6岁以上

练习步骤

（1）在卧室准备一个闹钟，告诉孩子当听到闹钟响时要做出不同的动作。

（2）先带孩子认识整点时间。比如，晚上6点整，告诉孩子这是吃晚饭的时间。

（3）告诉孩子晚上9点是睡觉的时间，听到闹钟响就意味着孩子马上要休息了。

（4）对每一个重要的时间节点都设一个闹钟，让孩子按照时间安排来执行。

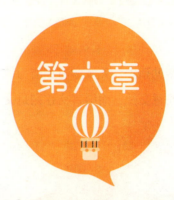

第六章

如何与孤独症儿童进行语言沟通

　　语言障碍是儿童孤独症的主要症状之一，几乎所有的孤独症儿童都存在语言沟通障碍问题。本章从不同维度帮助家长选择有效的教育方案，促进与孤独症儿童的良好沟通。

78 与孤独症儿童说话时需要注意什么

训练活动的实质是帮助孤独症儿童学习如何与他人交往，因此训练者自己首先要懂得如何与孤独症儿童交往，而语言交往则是交往的第一个环节，其主要原则是清晰、简短、统一。

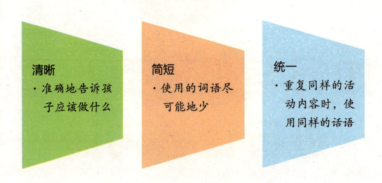

清晰
·准确地告诉孩子应该做什么

简短
·使用的词语尽可能地少

统一
·重复同样的活动内容时，使用同样的话语

图 6-1　与孤独症儿童的语言交往原则

79 要强迫孩子说话吗

针对是否引导孤独症儿童说话这个问题，主要分为两种情况：第一种，孩子只与家长说话，不与其他人说话；第二种，孩子话说得很好，就是不与家长说话。

针对第一种情况，家长可以将孩子带到公共场合，让孩子多与熟人接触。然后从简单的内容入手，让孩子跟着他人说，从仿说简单的词组开始，再到句子，慢慢过渡到主动和别人说话。

对于第二种情况，家长首先应该稳定好自己的情绪，不要对孩子发脾气。开始的时候，不必在语言上纠结，可以选择孩子最喜欢的内容，内容尽量由短到长，在孩子具有了一定的学习能力之后，再过渡到语言，即从单字开始，后到词组，再到句子。在这个过程中，如果孩子回应了家长或是模仿了什么，一定要夸奖孩子。切忌在孩子不说话的时候逼孩子说，也不要说过长、过繁的话，以免给孩子造成压力。

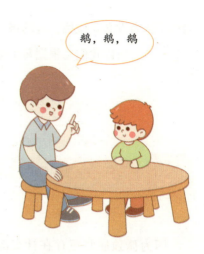

80 语言刺激越多越好吗

过度的语言刺激，对孤独症儿童来说可能不仅起不到应有的积极作用，还可能成为孩子的噪音，其结果适得其反。

家长应该根据孩子的学习特点、语言理解能力给予适当的语言刺激，并关注孩子是否接收，接收后如何整合、输出信息等。

81 孩子的语言学习都要从口型模仿开始吗

口型模仿的意义不仅在于教会孩子语言表达与沟通，更在于引导孩子关注和跟随我们学习。

其实，家长要明白，孤独症儿童不说话，这其中的原因千差万别。比如，有的孩子认为没必要说话，有的孩子不知道说什么，有的孩子则是不懂得说什么及该怎么说，所以我们要根据每个孤独症儿童的实际水平与情况，制订相应的训练计划。

82 怎样教孩子正确使用人称代词

因为孤独症儿童存在社交沟通障碍问题，所以他们大都不会正确地使用"你""我""他"这样的人称代词。对此，家长首先应评估孩子对人称代词的理解运用情况，然后分阶段、分步骤来训练孩子。

第一步：评估孩子是否理解周围熟悉的人的称呼。比如，能否指出"爸爸""妈妈"。

第二步：孩子是否理解所属人。比如，"爸爸的""妈妈的"。

第三步：人称代词"我""我的"使用。从两人练习开始，先让孩子作为表达者，练习"我""我的"，再让孩子作为接受者去倾听与理解。

第四步：人称代词"你""你的"使用。仍然从两人练习开始，先让孩子作为表达者，再作为接受者依次进行刻意练习。

第五步：人称代笔"他""他的"使用。这一练习需要三个人参与，仍让孩子扮演不同的角色依次进行刻意练习。

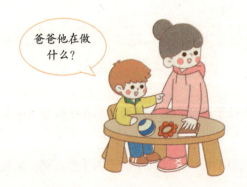

爸爸他在做什么？

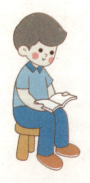

83 如何训练孩子的主动表达

>>>

要想训练孩子的主动表达，可以用不同的方式向孩子提问，先训练孩子对问题做出回答。

固定一种提问方式孩子能够回答后，再泛化其他提问方式，有了主动应答能力就可教授主动表达了。

另外，要培养孩子的兴趣，引导其主动表达，发掘孩子的潜力。需要注意，教孩子用"不、别、不要"表达拒绝。当孩子学会用"不"来表达拒绝的时候，他闹情绪的概率就会大大降低。

84 语言训练的常见误区有哪些

>>>

针对孤独症儿童的语言训练，常存在以下三个方面的误区。

误区一：忽视语言的工具作用

在日常生活中，语言确实是一个非常重要的沟通工具，但如果一个人没有沟通的欲望，那他根本就不需要语言；如果有强烈的沟通欲望，即使语言不通，那他也能找到其他方式进行交流。所以，要想帮助孤独症儿童正常地使用语言沟通，首先就要培养孩子与人沟通的意愿，让孩子体会到人际交往的快乐，语言在其中起着至关重要的作用。其次，帮助孩子理解语言的功能，在合适的时间、合适的地点，用合适的方式说合适的话。

误区二：过分强调单音的音准

语言练习的过程是从单音到词语，再到句子，但这并不意味着必须把所有单音都发标准了，才能开始词语或语句的练习。如果家长把精力都放在孩子不会的单音上，而忽略了孩子已经能发的音，那么很可能导致孩子新的单音还没有学会，以前会的单音也不会说了。实际上，我们身边很多人的普通话都不标准，但这并不妨碍他们沟通。孩子的单音练习也是一样，在语言学习的过程中，孤独症儿童发音是否标准并不是最重要的。对孤独症儿童来说，对他人敞开心扉，愿意表达自己的心声才最关键。

误区三：只注重训练的结果

在对孤独症儿童进行的所有训练中，语言训练是唯一一个不能通过外部辅助来完成的训练项目，它需要孩子反复训练，来找到发音的感觉和发音的位置。这件事对正常人来说很简单，但对孤独症儿童来说相当复杂，而且内容艰难枯燥，很容易受挫。如果家长训练时硬逼着孩子练习，短期内可能会有效果，但长期下来，可能会让孩子对语言产生抗拒。家长一定要提醒自己，语言训练的目的并不是让孩子掌握某个单音或者词语，而是让孩子掌握人际交往的方法与技巧，正确的做法是注重学习的过程，为孩子营造轻松愉快的学习氛围。

85 怎样教孩子发音

孤独症儿童的发音，无论是有意义的还是无意义的，都非常重要。家长作为指导者，要鼓励孩子发出的每一个声音，这样才能提高孩子发音的频率，从而达到期望的程度。

要想教孩子发音，家长首先需要确定两点。

（1）孩子的发音器官没有器质性的损伤，具备发音的前提条件。

（2）孩子能跟随指令模仿相关的动作，具备学习发音的前备配合能力。

训练孤独症儿童发音，一般遵循一定的发展规律，其具体内容见下图：

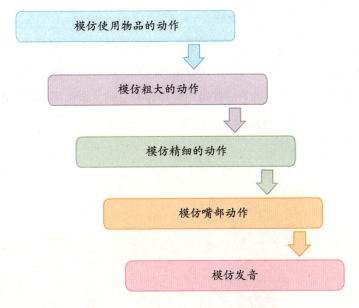

图 6-2　训练孤独症儿童发音的发展规律

86 孤独症儿童每天重复语言怎么办

孤独症儿童重复语言的表现形式一般有两种，一种是重复自己的语言，另一种是重复他人的语言，也就是我们所说的鹦鹉学舌，其中的原因是多方面的，家长要因应施策。

（1）孩子的语言没有实际意义，其重复行为只是一种刻板行为。对于这种情况，家长先别急着制止孩子，不要过多关注孩子重复语言这个行为本身，而应该引导孩子在当时的情境中做出更加适宜的行为，使用正确的方式与人沟通。如果对方是孩子认识的人，家长则可以

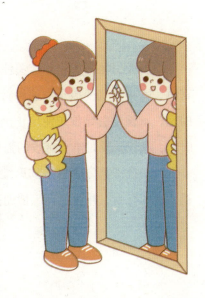

教孩子用正确的方式跟对方打招呼。

（2）为了得到肯定的回答，孩子可能会不断重复问："这是什么？"当孩子想要得到明确的回答时，家长可以先回答他的问题，接着转移注意力或者采用区别强化不相容行为。比如，孩子一直问"这是什么"时，家长可以找到孩子喜欢的东西（正向），替代孩子重复语言的行为。

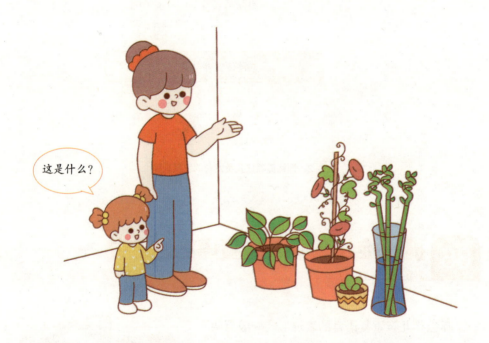

（3）吸引注意力，寻求关注。当孩子为了吸引他人的注意力而不断重复语言时，家长要忽视孩子的这种行为，这种时候予以回应只会适得其反。更重要的是，家长要引导孩子使用正确的方法来获得他人的关注。当孩子这样做了的时候，家长要及时给予有效的强化。

（4）孩子重复语言是其思维的外在表现。如果遇到这种情况，建议家长忽视孩子的行为，并通过训练帮助孩子将外部语言转化成内部语言。

87 如何引导孩子自主说出需求

要想引导孩子自主说出需求，家长可以采取以下三种方式。

（1）运用示范的方式，当观察到孩子有某种需求时，由一个家长在孩子面前做示范，教孩子如何去告诉其他家人。

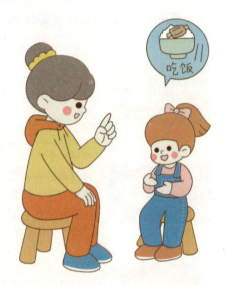

（2）当家长发现孩子有某种需求时，不要自己说出来，而是要假装不知道，询问孩子，引导孩子表达出来。

（3）当孩子还不会主动说出自己的感觉时，家长可以使用部分语言辅助："我想喝……"等孩子补充完整后，家长再满足孩子的需求。

88 孤独症儿童的语言训练原则有哪些

孤独症儿童的语言训练原则主要有以下几个方面。

（1）首先要对孤独症儿童进行详细的评估，了解其目前的语言能力，制订有针对性的训练计划，选择合适的教材，因材施教。

（2）激发孤独症儿童的兴趣，寓教于乐。

（3）激发孤独症儿童沟通交流欲望，多给他们说话的机会，鼓励他们多说话。

（4）尽量多用目光与他们对视，既让他们学习模仿，又鼓励他们说话。

（5）培养孤独症儿童的理解与沟通能力，达到交流的目的。

（6）训练内容要经常重复，尽量从易到难。

89 孤独症儿童语言训练分哪些阶段

虽然语言障碍是孤独症儿童的典型症状之一，但表现在每个孩子身上不尽相同。孤独症儿童语言训练主要分为三个阶段进行：评估—训练—巩固。

第一阶段：评估阶段	·只有对儿童进行正确的问题评估，才能采取有针对性的干预方法
第二阶段：训练阶段	·根据儿童的特点，选择适合的训练方法之后，就要实施训练。该阶段应注意的问题有三点。 ①制定语言训练干预目标，包括短期目标和长期目标 ②制订一个可行的训练计划，包括单次训练计划和阶段性训练计划 ③每次训练应该有一个计划实施状况反馈
第三阶段：巩固阶段	·该阶段的主要任务是评估上一阶段的训练成果，进行巩固训练，并制订下一阶段的训练目标和计划

图6-3 孤独症儿童语言训练阶段

90 孤独症儿童语言训练方法有哪些

语言训练是孤独症儿童获取语言能力、提升语言水平和应对语言障碍的最有效的方法，按照训练目标从低到高，其训练方法主要包括：前期训练—听觉训练—理解训练—发音训练—单音、单词训练—句子训练—理解、逻辑思维、叙述能力的训练等。

语言前期训练

对孤独症儿童实施语言训练时，可根据儿童的具体情况选择不同的方法开始。语言障碍较为严重的可以从语言前期训练开始，而语言障碍较轻的则可跳过前提训练。

（1）视觉搜索追踪：拿一件孩子喜欢的物品放在他眼前，不断移动，吸引孩子的视线。

（2）目光对视训练：利用孩子喜欢的物品吸引孩子，要求孩子注视自己的眼睛。如果孩子配合了则给予奖励，如果孩子不配合，用手捧着他的脑袋，引导其配合。在生活中，当孩子有任何需求时，都要求孩子用目光注视自己，才满足其需求。

（3）沟通欲望的培养：引导孩子参加户外活动，改善其对环境的适应能力；带着孩子多参加集体活动，增强其交际能力。

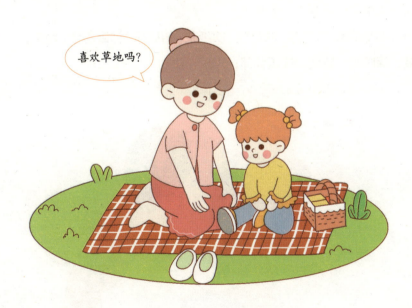

听觉训练

该方法从给孩子听简单的声音开始，如动物的叫声、人的说话声等，让其说出分别是什么声音，接着慢慢过渡到听一段音乐。

理解训练

（1）配对训练：先让孩子面对日常实物，了解其名称，再利用卡片，训练孩子将卡片与实物配对、卡片与卡片配对。

（2）动作模仿：就从日常生活中简单的动作开始，如喝水、梳头发、拍手，再到一些大的动作，如跳、爬等。

（3）听指令训练：先从简单的指令开始，如亲亲、抱抱、坐下。待孩子完成后要给予奖励。

发音训练

（1）如果孩子的构音器官（如舌头、嘴唇、软腭）存在运动障碍，则要进行训练，具体步骤包括咂舌、伸舌、左右摆舌、上下卷舌、鼓腮、弹舌、吹气、发短音"啊"、发长音"啊——"、张嘴、闭嘴。

（2）可进行口面穴位按摩配合训练。所按穴位有颊车穴、下关穴、迎香穴、地仓穴、人中穴、承浆穴、廉泉穴。

（3）呼吸训练：吹气球、吹口琴、吹纸条；俯卧撑、仰卧起坐，跑步；口呼吸、鼻呼吸、深呼吸、憋气；按压背部；声乐疗法。

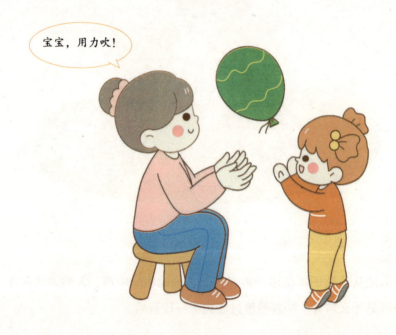

单音、单词的训练

这部分训练可从手势符号开始，逐渐过渡到语言符号。家长的声音要洪亮，表情要丰富，口型要夸张。可从日常简单的生活用词开始，让孩子感受到发音的气息、口型的变化，感受到说话的乐趣。从容易的发音开始，逐渐过渡到难的发音。不要为了发音而发音，而要以日常生活中的常用词汇为主。

句子训练

当孩子会说一定量的单词时，可开始训练他说二词句、三词句。比如，孩子会说"吃""苹果""妈妈"等词时，可教孩子说"妈妈吃""吃苹果""妈妈吃苹果"等。

当孩子说出的话只有重要的语素时，家长要将正确的表达方式告诉他，让他重复一次，然后再满足他的需要，训练可以从最简单的日常内容开始，比如，当孩子想吃苹果，他说出来的是"苹果"或者"吃"时，要教孩子说"吃苹果""我要吃苹果"，之后逐渐增加句子的长度。

理解能力、逻辑思维能力、叙述能力的训练

比较常用的方法有讲故事、写日记。通过给孩子讲故事，问孩子故事里都有些什么人、发生了什么事、谁做了什么；列出故事的主要线索，让孩子排序；进行角色扮演，更好地理解故事内容等。写日记可以从一句话开始，逐渐发展到一段话，引导孩子把发生的事情记下来，锻炼其表达能力、思维能力。

为孤独症儿童设计的家居整理练习

练习1 收纳玩具

练习目的：通过收纳训练让孩子养成良好的生活习惯。

适合年龄：4~7岁

练习步骤

（1）和孩子一起整理玩具柜，先把所有的玩具都摆在客厅的地板上。

（2）把收纳箱依次摆放在地面上，跟孩子说："我们按照玩具的种类，把积木、汽车、球类、枪类玩具分别放入不同的箱子里。"

（3）鼓励孩子自己动手将玩具分类，家长在一旁进行指导，及时纠正错误。

（4）待玩具分类完成后，把收纳箱放回玩具柜。如果孩子有不想玩的玩具，可以建议他把玩具送给幼儿园的小朋友。

练习2 整理书包

练习目的：让孩子学会整理书包，养成做事有条不紊的好习惯。

适合年龄：6岁以上

练习步骤

（1）孩子在上幼儿园或小学前，家长可多和孩子玩一些整理类的游戏，让孩子学会分类。

（2）把书、本、笔、铅笔盒等放在一起让孩子分类挑选。让孩子把文具统一放到铅笔盒里，书从大到小摆好，本子也要整理好。

（3）按照先放书，再放本，最后放铅笔盒的顺序，把所有物品排列有序地放进书包里。

（4）引导孩子把纸巾、水瓶这些物品放在书包的侧兜，以便需要时能及时找到。

练习3　挑出我的物品

练习目的：让孩子练习分辨自己的物品，提升收纳整理能力。

适合年龄：4~7 岁

练习步骤

（1）把孩子的书本、铅笔盒以及其他文具放在桌面上。

（2）让孩子坐在椅子上，当听到家长喊完"1、2、3"后，尽快取回自己的物品并放入书包里。

（3）活动开始前，家长可以把属于孩子的物品贴上标识，比如孩子的照片或名字等，让孩子比较容易找到。

练习4　打开洗衣机

练习目的：让孩子试着操作一次洗衣机，了解它的工作原理。

适合年龄：8 岁以上

练习步骤

（1）带孩子仔细观察洗衣机的工作原理。当把衣服放进洗衣机、倒入洗衣液、打开开关时，洗衣机就会转动开始清洗。脱水时会朝着一个方向转动。

（2）引导孩子自己讲述一遍洗衣机洗衣服的过程。

（3）模仿洗衣环境，家长可在地上画一个大圆圈，问："衣服进入洗衣机后会怎样？你能用身体动作展示一下吗？"

（4）引导孩子用动作表现放在水里的衣服的状态。如果孩子有眩晕感，则建议孩子可以放慢速度或用身体的其他部位来表现。

第七章

孤独症儿童
入学问题

　　一个人只有在人群中才能成长，孤独症儿童亦不例外，家长一定要重视他们接受学校教育的问题。孤独症儿童能否上学、是否需要上学，这与其能力无关，而是孤独症儿童的权利和义务。

91 有关孤独症儿童教育的法律法规和条例

2006 年，我国第二次全国残疾人抽样调查将孤独症纳入精神残疾范畴，孤独症被列入中国残疾人目录。

2006 年 6 月，国务院同意并批转的《中国残疾人事业"十一五"发展纲要（2006—2010 年）》及其 18 个配套实施方案，将孤独症儿童的康复纳入了工作计划之中。

2010 年，中华人民共和国卫生部印发《儿童孤独症诊疗康复指南》，为进一步规范孤独症儿童诊疗康复行为，提高医疗质量，使孤独症儿童得到及时诊断和有效的康复治疗制定专业指引。

由于孤独症已经被列入残疾人范畴，原则上我国适用于残疾人的法则和政策都适用于孤独症，目前，保障孤独症儿童受教育权利的法律规定主要有以下内容。

（1）《中华人民共和国宪法》（1982 年 12 月 4 日第五届全国人民代表大会第五次会议通过，2004 年 3 月 14 日第十届全国人民代表大会第二次会议修正）第四十五条："国家和社会帮助安排盲、聋、哑和其他有残疾的公民的劳动、生活和教育。"

（2）1989 年，国务院办公厅转发的《关于发展特殊教育的若干意见》中第一次明确提出了特殊儿童义务教育的问题，要求"把残疾儿童教育切实纳入普及义务教育的工作轨道，各级教育部门要把残疾少年儿童教育同当地实施义务教育工作统一规划，统一领导，统一部署，统一检查。今后，要将残疾少年儿童教育发展规划执行情况作为检查、验收普及初等教育的内容之一"。

（3）《中华人民共和国残疾人保障法》（1990 年 12 月 28 日第七届全国人民代表大会常务委员会第十七次会议通过，2008 年 4 月 24 日第十一届全国人民代表大会常务委员会第二次会议修订，2008 年 7 月 1 日起施行）明确提到，我国残疾人享有康复服务、平等接受教育、劳动就业、平等参与文化活动、享有各项社会保障等的权利。

（4）《中华人民共和国教育法》（1995 年 3 月 18 日第八届全国人民代表大会第三次会议通过，1995 年 9 月 1 日起施行）第十条提到"国家扶持和发展残疾人教育事业"；第三十九条："国家、社会、学校及其他教育机构应当根据残疾人身心特性和需要实施教育，并为其提供帮助和便利"。

（5）《中华人民共和国义务教育法》（1986 年 4 月 12 日第六届全国人民代表大会第四次会议通过，2006 年 6 月 29 日第十届全国人民代表大会常务委员会第二十二次会议修订，2006 年 9 月 1 日起实施）第六条、第十九条、第五十七条，对残疾儿童、少年接受义务教育进行了规定。

（6）《国家中长期教育改革和发展规划纲要（2010—2020 年）》（2010 年国务院印发），指出保障残疾人受教育权利，第十章为特殊教育等内容。

（7）《中国儿童发展纲要（2021—2030 年）》（2021 年国务院印发），从儿童健康、安全、教育、福利等七个领域提出了儿童发展的主要目标和策略措施，均覆盖到残疾儿童。

孤独症儿童能否上学、是否需要上学，这与其能力无关，而是孤独症儿童的权利和义务。

92 特殊教育介绍

特殊教育指的是，使用一般的或者经过特别设计的课程、教材、教法和教学组织形式及教学设备，对有特殊需要的儿童进行的教育，其目标可以是一般的培养计划也可能是特殊的培养计划。

特殊教育的主要部分是教学，特殊教育教学主要有三方面的特殊性。

（1）教学对象的特殊性

特殊教育的教育对象是那些需要特殊帮助的特殊儿童。

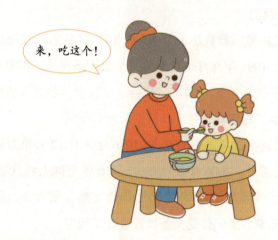

来，吃这个！

（2）教学内容的特殊性

在特殊儿童教学内容中，"功能性课程"是最能体现特殊教育需要的教学内容。"功能性课程"指的是，为了使特殊儿童在其日常生活、个人与社会、学校、社区和工作环境中，尽可能地获得独立和成功所需要的知识和技能而设置的课程。如穿衣、吃饭、如厕等自理能力，是很多重度特殊学生的学校课程中非常重要的部分。

（3）教学形式的特殊性

在教材、教学方法及授课场所等方面，特殊教育与普通教育都有所不同。

93 我国特殊教育有哪些形式

现阶段，我国的特殊教育是特殊教育学校和随班就读两种形式并存。

（1）1951年，周恩来总理签署《关于学制改革的决定》，标志着特殊教育成为国民教育体系中的一个重要组成部分，从 1949 年到 20 世纪 80 年代中期，特殊教育学校一直是我国实施特殊教育的主要形式。

（2）我国残疾儿童数量多，且 80% 都分布在经济落后、交通不便的农村地区，而特殊教育学校大多集中在大中城市。针对这一情况，1989 年国务院办公厅在确立了发展特殊教育基本方针（贯彻普及与提高相结合，以普及为重点的原则，着重抓好初等教育和职业技术教育，积极开展学前教育，逐步发展中等教育和高等教育）的同时，提出了在普通学校附设特教班和残疾儿童在普通班级随班就读的新形式。我国基本形成了以教育部门为主，民政部门、卫生部门、残联部门和社会力量作补充的特殊教育办学渠道，正在形成学前教育、基础教育、中等教育、高等教育的残疾人教育体系。

94 如何看待特殊教育学校

《中华人民共和国残疾人教育条例》（2017 修订版）第二章第十七条规定："适龄残疾儿童、少年不能接受普通教育的，由县级人民政府教育行政部门统筹安排进入特殊教育学校接受义务教育。"

将孩子送入公立特殊教育学校，其优势主要体现在以下三方面。

（1）中央财务和地方财务支持，可以减轻家庭经济负担。

（2）成熟的管理体系和职业教育体系，为孩子提供有专业保障的教育服务。

（3）如果孤独症儿童的情况较为严重，在日常学习生活中需要他人的协助，显然特殊教育学校的师资配比要优于普通学校。

目前，特殊教育学校主要是辅读学校或者培智学校，对于孤独症儿童特殊教育的相应实践经验较多，而且也越来越多地强调功能康复和社区融合等。如果孤独症儿童存在比较多的行为问题，且很难适应普通学校的学习要求和进度，家长可以考虑特殊教育学校。

95 什么是融合教育

融合教育中的"融合"一词，意为包含、容纳，作为一种教育形式，其先驱是"回归主流"——20世纪80年代中期，描述特殊学生和正常学生一起接受教育的词汇。不过，在这种教育方式中，特殊学生主要参加非学业活动，如艺术、体育、音乐等。

"回归主流"提供给特殊学生的教育非常有限，对此相关研究者提出了"融合教育"的概念。

融合教育发展到现在，主要方法是将特殊学生安置在普通教育班级，使特殊学生和一般学生形成一种补偿式合作学习关系，其课程变革是通过"通用设计"来实现的。

"通用设计"指的是，调整课程目标和教学方法，用设计保证所有学生都可以接受课程，这里说的"所有学生"包括但不限于有特殊需求的学生、语言不通的学生、学习风格不同的学生。

融合教育的前提是"合作"，也就是说教育过程中所有的参与者，包括学生、家长、老师、有关服务的提供者、学校职员、管理者及社区成员等要通力合作。

融合教育在我国的形式被称为"随班就读"，即特殊儿童进入普通学校的普通班级进行学习。

96 什么是资源教室

国内外的特殊教育实践表明，在普通学校设立资源教室是实现融合教育的有效途径之一，资源教室是孤独症儿童就学中不可或缺的教育场所。

　　资源教室是指在普通学校设置的专门为特殊学生提供支持和帮助的教室，这种教室需要有专门从事特殊教育工作的老师，需要配备各种教材、教具、教学媒体、图书设备等。

　　资源教室营造的无障碍环境，是为特殊学生提供个别化辅导的重要场所，也是实现随班就读的重要载体。

　　我国的资源教室发展较晚，其雏形是 20 世纪 90 年代初，联合国儿童基金会研究项目为贵州的两个贫困县配置的 30 个资源教室，这为后来资源教室的发展打下了良好的基础。

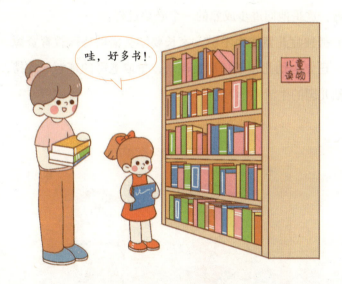

97 我国融合教育的发展现状是怎样的

　　2019 年，中共中央、国务院印发《中国教育现代化 2035》明确提出了"全面推进融合教育"的战略任务。

　　2020 年，中华人民共和国教育部首次明确，符合要求的残疾儿童都应该实现随班就读，目前融合教育推进成果显著的还是以上海为代表的大城市。

98 孤独症儿童能上幼儿园吗

从孩子的身心发展角度来看，每个孩子都需要经历与家长分离、走向社会化环境这一过程。在社会化的环境中，通过与他人、同伴的交流学习，以及发展同伴关系，孤独症儿童能不断地成长，提升沟通交往能力和思维语言能力。

家长首先要改变自己的想法，不要把孤独症儿童和普通孩子严格区分，而应该把孤独症儿童当作普通儿童看待，每个儿童都需要与同伴在一起，都需要进入群体学习，这是他们进步成熟的一个必要过程。

如果担心孤独症儿童能力不够，家长要学会借助特殊教育资源、机构训练资源的力量，还要与幼儿园老师积极沟通，争取老师的理解与支持，帮助孩子更好地融入幼儿园的生活和学习。

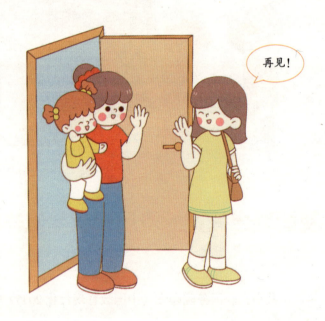

99 孤独症儿童什么时候适合入幼儿园

当孤独症儿童已经会交往、开始体验到交往的快乐，能进行情感性的互动时，就可以入幼儿园了，其具体表现举例如下。

① 能用两句以上的话来说清楚一件简单的事情

② 懂得聆听、懂得交往中的等待、会答话、会轮流对话

③ 会简单地提问

④ 会打招呼、会请求、会求助、会社交

⑤ 初步学习和被动地懂得遵守人际关系游戏规则

⑥ 知安危、知亲疏

⑦ 可以发起、维持、结束简单交流，能进行数个回合被动对话

⑧ 会妒忌、委屈、吃醋

图7-1 孤独症儿童入幼儿园的要求

100 目前国际上关于孤独症的争议有哪些

▶▶▶▶▶▶▶▶▶▶▶▶▶▶▶▶▶▶▶▶

虽然人类研究孤独症的历史已近百年，但迄今为止，专家们对孤独症仍无定论，始终没有达成统一认识。

2021 年国际医学期刊 *Autism Research*，该领域的国际权威专家，围绕孤独症进行了一场大型辩论，存在争议的点主要表现在以下几个方面。

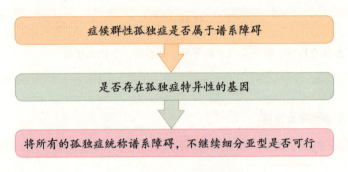

图 7-2　有关孤独症的争议

（1）症候群性孤独症是否属于谱系障碍

症候群性孤独症占整个孤独症的 10%~15%，外观多数特殊、严重，多为新发基因突变，不具有遗传性，所以部分专家认为它不属于谱系障碍，但它仍是目前世界各国基础研究的重点。

（2）是否存在孤独症特异性的基因

目前的研究表明，引发孤独症的基因大多是影响大脑整体的基因，很难确定孤独症是由某个单独的基因引起的。

（3）将所有的孤独症统称谱系障碍，不继续细分亚型是否可行

目前对孤独症的诊断仍然依靠行为学（DSM-4,5 以及 ADOS,ADI-R、SRS），但是依据这些诊断标准开展的孤独症基础临床研究，均缺乏重复性。

在基础研究方面，目前的干预暂时没有获得支持和帮助，仍然依靠经验证据支持的发展行为疗法，孤独症患者和家庭大都生活在水深火热之中。

为孤独症儿童设计的注意力练习

练习1 我会投篮

练习目的：利用手腕的力量将球抛出去，可以锻炼关节及手部力量，也可以训练手眼协调能力。

适合年龄：3~7岁

练习步骤

（1）家长找个竹筐或者大纸盒，先用轻巧的小皮球进行投球练习。

（2）让孩子模仿家长的动作，用小皮球进行投球练习。

（3）熟练后可以逐渐增加球的重量，增强手部的承受力。

（4）让孩子一边投球，一边数数，和家长进行比赛，看谁投的数量最多。

练习2 玩积木

练习目的：在游戏中学会认识、分辨颜色，提升注意力。

适合年龄：4岁以上

练习步骤

（1）拿出若干块颜色不同的积木，在有抽屉的柜子前放好。

（2）家长可尝试对孩子发出指令，"请把绿色的长方形积木装进第二个抽屉里"或"请把红色的圆圈积木放进第一个抽屉里"。

（3）待孩子放好后，再请他把积木找出来："请把红色积木拿出来，再把绿色的积木拿出来。"孩子就要依靠记忆来打开相应的抽屉，拿出积木。

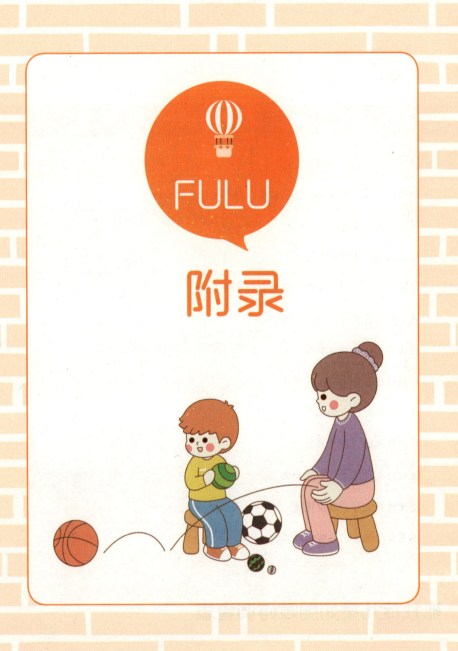

FULU

附录

表1 孤独症儿童进食障碍调查表

进食困难是孤独症儿童常见的表现，比如挑食、动作笨拙、进食缓慢、不能久坐等，甚至在进食过程中，发生哽噎、呕吐，无法吐出食物中的核或骨头。这种进食障碍常令父母或监护人担惊受怕，针对这些问题，我们既要宽容对待，也要"有的放矢"地去训练和改变。

孤独症儿童进食障碍调查表		
序号	表现	调查记录（√或 ×）
1	挑食，只吃具有某些味道、温度、颜色或质感的食物	
2	抗拒陌生的食物	
3	坚持只使用某些餐具	
4	不喜欢咀嚼食物，只能勉强把食物吞咽下去	
5	进食时容易哽噎，甚至呕吐	
6	经常有食物残留在口中	
7	未能吐出食物内的核或骨头	
8	使用餐具时，方法混乱	
9	使用餐具时，动作笨拙	
10	进食时走来走去，不能安坐	
11	进食意欲欠佳，速度缓慢	
12	不肯自行进食，经常依赖家长的协助	

表2 孤独症儿童如厕障碍调查表

如厕是每个孩子最重要的自理能力之一。正常儿童在3岁时，大多数都能独立排尿；4岁时，能独立排大便；6岁时，已明确地知道应当在卫生间里排便。而孤独症儿童由于感知上的障碍，常常在如厕方面表现出以下问题，令家长感到措手不及。

孤独症儿童如厕障碍调查表

序号	表现	调查记录（√或 ×）
1	经常出现便秘或大小便频繁的情况，如厕时间不规律	
2	喜欢在家中某些固定位置（如角落、地板）如厕，或坚持在尿片上如厕，不肯用便盆或坐便器	
3	拒绝进入厕所，害怕听到冲厕或厕所内排气扇、干手器发出的声音	
4	不能顺利坐在坐便器上如厕	
5	不能接受粗糙的厕纸摩擦	
6	不懂得表达如厕需要	
7	不能自行整理衣物及洗手	
8	抗拒到陌生的厕所如厕	
9	脱光衣服大小便	

孤独症儿童穿衣障碍调查表

穿衣训练与进食一样，是日常生活的必需。正常的孩子在父母的指导下，很快就能学会穿衣等自理技能。但孤独症儿童在掌握穿衣这项生活技能时却总会经历一个强烈抵制阶段。作为家长，当孩子出现以下问题时，应引起重视。

孤独症儿童穿衣障碍调查表

序号	表现	调查记录（√或 ×）
1	抗拒穿着某些材料制成的衣服，例如：羊毛、人造纤维	
2	抗拒穿某些类型的衣服，例如：有领口、有标签的衣服，高领或带帽子的衣服等	
3	坚持穿某种颜色或款式的衣服	

序号	表现	调查记录（√或×）
4	穿脱衣服、鞋袜时动作笨拙，速度缓慢	
5	处理系扣物（如纽扣、拉链）有困难	
6	经常弄错衣服、鞋袜的前后、正反或左右位置等	
7	缺乏主动性，经常依赖家长的协助	
8	穿脱衣服时步骤混乱，不能完成整个过程	

 表4 孤独症儿童洗漱障碍调查表

　　孤独症儿童常常不喜欢清洗时的感觉，特别是洗脸、洗头、刷牙等。当家长强行替他们洗漱时，往往会受到强烈的抵制。这时，家长们应静下心来，不能因为他们特殊而什么都替他们做，若想让孩子早日康复，还要学会放手，帮助和引导他们培养生活的自理能力。

孤独症儿童洗漱障碍调查表		
序号	表现	调查记录（√或×）
1	抗拒用毛巾擦脸或身体	
2	抗拒用花洒洗头或洗澡	
3	抗拒刷牙	
4	抗拒梳头	
5	抗拒剪手指甲或剪脚指甲	
6	抗拒涂抹润唇膏或润肤霜	
7	抗拒用吹风机吹头发	
8	抗拒剪头发	

序号	表现	调查记录（√或×）
9	未能掌握不同洗漱活动的步骤	
10	未能掌握不同洗漱用品的使用方法	
11	洗漱时动作笨拙或速度缓慢	
12	缺乏主动性，经常依赖家长的协助	

表5 孤独症儿童睡眠和家居障碍调查表

睡眠问题是孤独症儿童比较普遍的障碍，在孤独症儿童身上时有发生，常令监护人大伤脑筋，下面这个调查表可供家长参考。

孤独症儿童睡眠障碍调查表		
序号	表现	调查记录（√或×）
1	不听指令，上床困难	
2	入睡时间长	
3	睡前情绪化、哭闹不止	
4	喜欢睡在沙发或地板上	
5	半夜起来摇晃身体	
6	醒后情绪化，如用头砸枕头等	

家居训练是孤独症儿童克服学习障碍的训练之一。针对以下表现，家长首先可以尝试通过简短、重复的语言，加上简单的动作提示，让孩子明白家长想要表达的意思。然后一步一步教导，逐渐建立日常生活习惯，慢慢培养独立生活的能力。

孤独症儿童家居障碍调查表		
序号	表现	调查记录（√或×）
1	不能掌握各种家居用品的使用方法，如不懂如何使用抹布	

序号	表现	调查记录（√或×）
2	收拾物品时的步骤混乱	
3	在做完一件事之前便开始做另一件事	
4	坚持物品摆放在特定位置，如某玩具一定要放在指定的架子上	
5	持续地重复某个动作，如不停地开门、关门或开灯、关灯	
6	拒绝乘坐升降电梯或偏爱搭乘指定的交通工具	

表6 孤独症儿童生活能力评估表

下面涉及生活自理领域的评估表均选自《孤独症儿童发展评估表（试行）》，共67项。分为进食、如厕、穿衣、洗漱、睡眠以及其他日常家居自理能力6个部分，主要评估儿童吸吮、合唇、喝、咀嚼、进食方式、取食方式、表示如厕需要、如厕技能、脱、穿、擦、刷、洗、梳头发、睡眠、物品归位、开关、收拾餐具等方面的能力优劣及训练需求。

孤独症儿童进食能力评估表

序号	评估范围	评估项目		评估材料	评估方法	评估标准	参考年龄	P、E、F、X
★1	进食	吸吮	吸吮奶瓶内的液体	婴儿日常用的奶瓶	儿童舒适地斜靠着家长的手臂，家长用奶嘴轻碰儿童的嘴角，然后慢慢放入儿童口中，观察儿童的吸吮情况	P- 双唇能紧贴奶嘴吸吮（注：当奶嘴碰到嘴角时，儿童的头会转向奶嘴，这是正常反射） E- 只把奶嘴含在嘴里，无其他反应 F- 没有任何反应	0~6月	
▲2	进食	合唇	吃汤匙里的食物	儿童喂食的汤匙、糊状食物	用勺子将糊状食物喂给儿童，观察其合唇表现	P- 能合唇吃汤匙里的食物 E- 有合唇倾向，但整个过程不连贯 F- 无合唇表现	0~6月	
▲3	进食	喝	喝汤匙里的水或饮料	汤匙、水或儿童喜爱的饮料	用汤匙将水或饮料喂给儿童，观察儿童的表现	P- 主动张开口等待饮料喂进口中，并能合唇喝进去，可容许少量洒漏 E- 示范后能张开口等待饮料喂进口中，有合唇倾向，洒漏的饮料较多 F- 示范后仍无任何反应	3.2~2.5岁	

序号	评估范围	评估项目	评估材料	评估方法	评估标准	参考年龄	P、E、F、X
▲4		用吸管喝饮料	吸管、半杯饮料、杯子	在半杯饮料内放入吸管，让儿童用吸管吸饮的表现	P—合唇固定管吸着吸管饮料，并能咽下口中的饮料 E—提示或示范后能够合唇固定管吸饮料 F—提示或示范后，仍咬住吸管无吸的表现或无任何反应	1~2岁	
▲5		自己用杯子喝水	半杯饮料、杯子	将杯子放在儿童的面前，让儿童喝下饮料，观察儿童的表现	P—拿起杯子，一口口地喝，喝无将杯子放下，过程中没有酒洒样 E—示范后才能完成该过程 F—示范后仍不能完成该过程	2~3岁	
6	咀嚼	咀嚼软的固体食物	软的固体食物（如面包、香蕉等，长条状，体积约4cm×0.75cm×0.75cm）	儿童自己吃或将食物放入儿童口中，观察儿童吃的时候时的表现	P—用门牙或大牙咬断食物，腭部上下左右回旋转动咀嚼食物 E—仅能咬断食物或腭部有勉强的咀嚼动作 F—只把食物含在嘴里，无咀嚼表现	1.5~2岁	
7		咀嚼硬的固体食物	硬的固体食物（如水果、鸡肉、菜茎等，体积约1cm×1cm×1cm）	儿童自己吃或将食物放入儿童口中，观察儿童吃的时候时的表现	P—用大牙以回旋转动的动作咀嚼硬的固体食物 E—有勉强的回旋转动的咀嚼动作，但不是很明显 F—只把食物含在嘴里，无咀嚼表现	1.5~2岁	
★8	进食方式	用手指把食物放进口中	饼干（面积约4cm×4cm）	给儿童1块饼干吃，观察儿童的表现	P—用手指拿住饼干并放进口中或拿住饼干持续咬数口 E—帮助下能够用手拿住饼干，放进口或拿住饼干持续咬数口 F—帮助下仍不能拿住饼干并送入口中	1~2岁	
▲9		用汤匙进食	汤匙、饭或儿童喜爱的食物	让儿童用汤匙吃碗中的食物，观察儿童进食的表现	P—自己用汤匙从碗中舀取食物放进口中，再将空汤匙放回碗内，至少完成3次而没有掉落食物 E—至少未完成3次而没有1次有掉落食物或示范后能够完成3次 F—示范后仍未完成	2~2.5岁	

续表

序号	评估范围	评估项目	评估材料	评估方法	评估标准	参考年龄	P、E、F、X
▲10	取食方式	用叉子取食物	叉子、固体食物至少4种（如香肠、菠萝或水果块）	将叉子及1碟食物递给儿童，让儿童进食，观察儿童的表现	P—用叉子从碟子里取食物，并能适当地将食物放入口中（儿童可用不同的方法握住叉子，可记录儿童取食物的方法） E—示范后能用叉子从碟子里取食物，并将食物放入口中 F—示范后仍不能完成	2~3岁	
▲11		把食物扒入口中	1双筷子、碗（碗内有半碗饭或儿童喜爱的食物）	将饭及筷子交给儿童，让儿童进食，观察儿童用筷子扒食物入口的表现	P—用筷子扒食物入口，只撒出少许 E—示范后能够用筷子把食物扒入口中 F—示范后仍不能完成	3~4岁	
▲12		用刀切软的食物	1把刀、食物（如香蕉、香肠、条状软面包等）	家长先示范用刀及食物切开，然后将刀及食物交给儿童，让儿童切（至少尝试2种不同的食物），观察儿童的表现	P—将食物切开，至少分为二 E—示范后能够将食物切开 F—示范后仍不能完成	3~4岁	
▲13		将饮料从小水壶里倒出来	小水壶、杯子、半壶饮料	让儿童将饮料从水壶里倒进杯子里，观察儿童的表现	P—将饮料倒进杯子里而没有弄洒 E—勉强将饮料倒进杯子，洒出一些，或示范后能将饮料倒进杯子 F—示范后仍不能完成	4~5岁	
▲14		用筷子夹食物	1双筷子、1碟食物（菜茎、肉片或日常蔬菜）	将1碟食物及筷子交给儿童，让儿童进食，观察儿童的表现	P—用筷子夹起不同形状及大小的食物，并放入口中 E—示范后能够夹起食物，勉强放入口中 F—示范后仍不能成功	4~5岁	
15		撕开食物的包装袋	3包密封包装的食物	家长示范将食物包装袋撕开，然后将2包食物递给儿童，让儿童撕开，观察儿童的表现	P—将食物包装袋撕开，撕开2包 E—完成1包，或示范后能尝试完成2包或有撕的意识（但因为包装袋比较难撕开，最终没有完成） F—示范后仍不能完成没有撕的意识	4~5岁	

孤独症儿童如厕能力评估表

序号	评估范围	评估项目	评估材料	评估方法	评估标准	参考年龄	P、E、F、X
★16	如厕 / 表示如厕需要	如厕前以手势、沟通图或声音表示如厕需要	无	观察儿童在日常生活中的表现	P-以手势、沟通图或声音表示如厕需要 E-帮助或提示下能够用手势、沟通图或声音表示如厕需要 F-不会表示需要	1~2岁	
★17		主动说出如厕的需要	无	观察儿童在日常生活中的表现	P-主动说出（不包括手势、沟通图或声音）如厕的需要 E-借助手势、沟通图或声音表示如厕需要 F-不会表示需要	2~3岁	
★18		主动到厕所里排便	无	观察儿童在日常生活中的表现	P-有如厕需要时，主动到厕所里排便 E-有如厕需要时，主动说出如厕需要，在成人的指导或示范后才知道到厕所里解决 F-借助手势、沟通图或声音表示如厕的需要，不清楚必须到厕所里排便	3~4岁	
★19	如厕技能	坐便盆如厕	儿童便盆	当儿童有如厕（大、小便）需要时，让儿童坐在便盆上完成如厕过程，观察儿童的表现	P-坐在便盆上完成大、小便的过程 E-成人示范如何坐在便盆上后，儿童能坐在便盆上，完成大、小便的过程 F-帮助下才能完成	1~1.5岁	
★20		如厕前自己脱下裤子及内裤（橡皮筋裤或扣子已解开）	儿童日常所穿的裤子及内裤	如厕前，让儿童自己脱下裤子及内裤，观察儿童的表现	P-在如厕前自己脱下裤子及内裤 E-示范后能够脱下裤子及内裤，或以脱下自己有脱下裤子，或如厕前自己有脱下裤子的意识及动作 F-帮助下才能完成	2~2.5岁	
★21		如厕后自己拉起裤子及内裤	儿童日常所穿的裤子及内裤	如厕后，让儿童自己拉起裤子及内裤，观察儿童的表现	P-如厕后自己拉起裤子及内裤 E-示范下才能自己拉起裤子及内裤，或以能拉起内裤，或有拉起裤子及内裤的意识及粗略动作 F-成人帮助下才能完成	2.5~3岁	

序号	评估范围	评估项目	评估材料	评估方法	评估标准	参考年龄	P、E、F、X
★22	如厕技能	如厕后自己洗手	厕所内设的洗手盆	让儿童在如厕后自己洗手，完成洗手的过程（即开、关水龙头及冲洗双手），洗手盆所及水龙头的高度应为儿童能够粗略地完成洗手过程（可提示儿童在洗手盆前洗手）	P—粗略地完成洗手的过程 E—示范后能够粗略地完成洗手过程 F—帮助下才能完成	2~3岁	
★23		分辨男女厕所的符号	有男女符号的厕所	让儿童在厕所外观察，分辨男女厕所，并进入合适的厕所，观察儿童的表现	P—自行按符号分辨男女厕所，并选择适合自己的厕所 E—提示后才能分辨男女厕所，或示范后才选择适合自己的厕所 F—提示并示范后仍未完成	3~4岁	
★24		大便后，撕下所需的卷装厕纸，折叠好，准备清洁	卷装厕纸	让儿童在触手可及的范围内撕下厕纸，折叠好，观察儿童的表现	P—自己撕下卷装厕纸并折叠好准备清洁 E—示范后自己能够撕下及折叠好卷装厕纸 F—示范后仍不能完成	5~6岁	
★25		大便后用厕纸清洁干净	已折叠的厕纸	让儿童在大便后用厕纸进行清洁，观察儿童的表现（可提供已折好的厕纸）	P—用厕纸向后揩抹干净 E—示范后能够向后揩抹干净 F—需要成人帮助才能完成		

孤独症儿童穿衣能力评估表

序号	评估范围	评估项目	评估材料	评估方法	评估标准	参考年龄	P、E、F、X
26	穿脱衣服 脱	将脱到脚掌部的袜子完全脱掉	1双袜子	协助儿童将袜子过脚掌，让儿童自己拉脱下袜子	P—拉脱袜子，完成1双 E—示范后能够完成1双或自己完成1只 F—示范后仍未完成	1~2岁	
27		脱掉鞋子	1双鞋子（鞋的鞋带或扣子已解开）	让儿童脱去穿在脚上的鞋（儿童可坐着），观察儿童的表现	P—自己用手握住鞋底将鞋脱掉，完成1双 E—示范后能够完成1双或自己完成1只 F—示范后仍未完成	2~3岁	

序号	评估范围	评估项目	评估材料	评估方法	评估标准	参考年龄	P、E、F、X
▲28		脱拉袜子	1双袜子	让儿童自己脱去穿在脚上的袜子（儿童可坐着），观察其表现	P—用拇指捅入袜子口将袜子脱掉，或用手拿住袜子头，将袜子拉掉 E—示范后能够将袜子拉掉 F—示范后仍未完成	2~3岁	
▲29		脱下长裤	1条长裤（有松紧带的裤子或扣子已解开）	让儿童自己脱下裤子，观察表现	P—自己用手或用脚指捅进裤腰处推或拉下长裤并将裤子穿过脚踝脱下 E—示范后能够将裤子脱下 F—示范后仍未完成	2~3岁	
▲30		脱外套或衬衫	1件长袖开胸外套或衬衫（扣子已解开）	让儿童下穿在身上的外套或衬衫，观察儿童的表现	P—自己用双手抓住两边的衣襟，然后向后翻，双手向后伸，一手抓着另一边的袖口向下拉，先脱一只袖子，再脱另一只袖子（若儿童只抖动双手使袖子脱下，属于未能够试完成任务） E—示范后儿童尝试能够完成任务 F—示范后仍未完成	2~3岁	
31		拉开拉链	1件有拉链的开胸衣服	让儿童将已拉合的拉链拉开，观察儿童的表现	P—将已拉合的拉链从头到尾完全拉开，并将拉链分为两边 E—示范后能够拉开拉链并将拉链分为两边 F—示范后不能完成	3~4岁	
32		解开大纽扣	1件有纽扣的开胸衣服	让儿童将自己胸前已扣好的2粒或2粒以上的大组扣解开，观察儿童的表现	P—解开衣服上至少2粒大纽扣（只需完成衣服上的第1粒和第2粒纽扣） E—解开衣服上的至少1粒大纽扣，或示范后能够解开2粒大纽扣 F—示范后不会解开大纽扣	4~5岁	
▲33		脱T恤	1件T恤	让儿童脱下穿在身上的T恤，观察儿童的表现	P—自己双手交叉抓住T恤下缘向上拉至脖子，脱去袖子，然后再拉头（或先将一只手向上缩，脱去袖子，然后再脱另一只袖下，也算完成任务）（注：儿童若用手抓住T恤领脱下，也算完成任务） E—示范后能够尝试完成 F—示范后仍未完成	3~4岁	

序号	评估范围	评估项目	评估材料	评估方法	评估标准	参考年龄	P、E、F、X
▲34	穿	穿鞋子	1双鞋子（鞋带已解开或无鞋带）	让儿童穿上已解松鞋带或无鞋带的鞋子，观察儿童的表现	P—用手将鞋套在脚上，并能将鞋套过脚底（或会用手指插入鞋内然后提上），完成1双 E—示范后能够将鞋穿上 F—示范后尝试完成，但未成功	3~4岁	
35		穿长裤	1条长裤（有松紧带的裤子或扣子已解开）	将1条前面正面放好的裤子递给儿童，让儿童穿上，观察儿童的表现（可坐着）	P—用双手的拇指及食指提着裤腰的两边，将两条腿先后穿入左右裤腿，然后将裤腰处拉至腰部 E—示范后能够穿上裤子，或穿反但基本顺序正确，能够穿上 F—示范后尝试完成	3~4岁	
36		穿外套或衬衫	长袖外套或衬衫	将外套或衬衫递给儿童，让儿童穿上（衬面向外，衫领向上），观察儿童的表现	P—一手执一边将衣领，另一只手穿入同一边的袖子，然后再穿另一边，把外套或衬衫穿好 E—示范后能够完成，或穿反但基本顺序正确，能够穿上 F—示范后尝试完成	3~4岁	
37		扣合大纽扣	开胸的衣服（纽扣直径约2cm或2.5cm）	让儿童将自己前胸已解开的2粒或2粒以上的大纽扣扣合，观察儿童的表现	P—扣合身上的衣物，至少2粒大纽扣（只需完成衣服上的第1粒和第2粒纽扣） E—扣合至少1粒大纽扣，或示范下能够扣合2粒大纽扣 F—示范后仍不会扣合纽扣	3~4岁	
38		穿T恤	1件T恤	将T恤递给儿童，让儿童穿上（T恤前胸面向外，后背面向儿童，衫领向上）	P—将衫领套过头，然后逐一穿袖子，或先穿上衫袖，再将衫领套过头，并用手将T恤拉好 E—示范后能够尝试穿上衣服或穿反但能够穿上 F—示范后仍不能完成	4~5岁	
39		穿有脚后跟的袜子	1双有脚后跟的袜子	将袜子递给儿童，让儿童穿上，观察儿童的表现	P—穿上袜子并能正确地将袜底移到脚后跟位置，完成1双 E—自己穿上1只袜子，或示范后能够移到脚后跟位置，但能够完成 F—示范后仍未完成	4~5岁	

序号	评估范围	评估项目	评估材料	评估方法	评估标准	参考年龄	P、E、F、X
▲40		拉合拉链	有拉链的开胸衣服	让儿童将已拉开的拉链拉合，观察儿童的表现	P—扣上拉链尾端，并将拉链从头到尾完全接合 E—示范后拉链能够扣上拉链尾端，并将拉链完全拉开 F—示范后不能完成	4~5岁	

孤独症儿童洗漱能力评估表

序号	评估范围	评估项目	评估材料	评估方法	评估标准	参考年龄	P、E、F、X
★41	洗漱	用毛巾擦嘴	1条湿毛巾	让儿童用毛巾擦嘴，清洁嘴部，观察儿童的表现	P—自己把毛巾放在嘴上，并左右擦拭或在嘴的四周擦拭 E—示范后能够完成 F—示范后仍未能完成	1~2岁	
★42		用毛巾擦手	1条毛巾	洗手后或吃饭后，将毛巾递给儿童自己擦手，观察儿童的表现	P—自己用毛巾擦抹双手 E—示范后儿童能够用毛巾擦抹双手 F—示范后仍未能完成	2~3岁	
★43	擦	洗手会擦干	清水、毛巾	让儿童自己洗手，洗完后把毛巾递给儿童，让儿童把手擦干，观察儿童的表现	P—双手互相略地擦擦儿下，洗完后用毛巾擦干双手 E—粗略地洗手后，用毛巾简单地擦儿下，或示范后用毛巾擦干双手 F—示范后仍在帮助下才能擦干双手	2~3岁	
44		用毛巾仔细擦脸	1条已拧干的湿毛巾	给儿童1条湿毛巾，并让儿童自己擦脸，提到要擦的脸的各部分，观察儿童的表现	P—自己用毛巾擦脸面颊、额头、眼睛、鼻子、嘴和脖子 E—自己用毛巾擦脸脸的部分地方，或粗略地擦脸，或示范后能够仔细地擦脸 F—示范后仍不能完成	4~5岁	

序号	评估范围	评估项目	评估材料	评估方法	评估标准	参考年龄	P、E、F、X
45		用牙刷粗略地刷牙	1把牙刷、清水	将牙刷弄湿，递给儿童，让儿童自己刷牙，观察儿童的表现	P—将牙刷放入口中，粗略地用牙刷刷牙，尝试洗刷口腔内不同部位 E—示范后能够粗略地用牙刷刷牙并洗刷口腔内无顺序及规律地刷牙 F—示范后仍无顺序及规律地刷牙	2~3岁	
46	刷	用清水漱口	儿童用来漱口的杯子、清水	刷牙后，将已盛有水的杯子递给儿童，让儿童漱口，观察儿童的表现（结合刷牙项目）	P—用漱口杯内的水漱口，并将水吐出 E—示范后能够用杯内水漱口并将水吐出 F—示范后仍未完成	2~3岁	
47		用挤有牙膏的牙刷刷牙	1把牙刷、牙膏	将挤有牙膏的牙刷递给儿童，让儿童自己刷牙，观察儿童的表现	P—用挤有牙膏的牙刷刷牙，接受牙膏味道及刷牙时产生的泡沫，并适当地将泡沫吐出 E—示范后能够用牙刷刷牙，并将泡沫吐出 F—示范后仍不会刷牙及将泡沫吐出	4~5岁	
★48		用肥皂洗手	肥皂、清水	让儿童用肥皂或皂液洗手，观察儿童的表现	P—自己拿起肥皂，双手互相搓擦出泡沫，然后用清水洗净 E—提示下或示范后能够自己拿起肥皂，搓出泡沫及用清水洗净 F—示范后不能完成	3~4岁	
★49	洗	拧干湿毛巾	1条湿毛巾	让儿童将湿透的毛巾拧干，观察儿童的表现	P—用手将湿毛巾大致拧干 E—示范后能够用手将湿毛巾大致拧干 F—示范后仍不会	4~5岁	
50		洗毛巾	1条儿童用的毛巾、1块肥皂、清水	给儿童1条毛巾，让儿童清洗，观察儿童的表现	P—把毛巾浸湿，把肥皂均匀地涂抹在毛巾的表面，双手能够有规律地搓洗，然后把毛巾放到水里冲洗，大体能够完成洗毛巾的过程 E—示范或示范后能够完成，或粗略地完成大致步骤 F—讲解或示范后仍不会洗	4~5岁	

序号	评估范围	评估项目	评估材料	评估方法	评估标准	参考年龄	P、E、F、X
★51		洗脸	清水	让儿童自己洗脸，观察儿童的表现	P—能够用双手把水扑到面部，并用双手轻轻地有规律地搓面部及具体部位 E—把水扑到面部，粗略地无规律或很用力地洗脸，或在成人协助下及提示或示范后仍不能完成 F—协助，提示或示范后仍不能完成	4~5岁	
★52		自己洗澡	浴缸（澡盆或淋浴），肥皂、水、毛巾	预备洗澡用品，让儿童自己洗澡，观察儿童的表现	P—自己粗略地用肥皂涂抹身体，用水冲洗身体及有肥皂沫处，然后用毛巾擦干身体 E—示范后能够粗略地完成 F—成人的帮助下才能完成	5~6岁	
★53	梳头发	自己用梳子将头发梳理整齐	1把容易抓握的梳子，1面镜子	儿童自己拿起预备好的梳子梳理头发，观察儿童的表现	P—自己拿起梳子梳理头发的各部分，并按镜子中所看到的不整齐部分加以梳理 E—自己拿起梳子粗略地梳理头发，并在提示下对镜子中所看到的不整齐部分加以梳理，或在示范后能够完成 F—示范后仍未能完成	5~6岁	

孤独症儿童睡眠能力评估表

序号	评估范围	评估项目	评估材料	评估方法	评估标准	参考年龄	P、E、F、X
★54	睡眠	睡觉规律	无	按时入睡，按时醒，醒后不吵闹	P—能够按时入睡和觉醒，醒来后不吵闹 E—醒来后不吵闹，但不能按时醒，按时醒，但醒来后吵闹 F—不能按时醒，按时醒，醒来后吵闹	1.5~2岁	
★55		安静入睡	无	儿童能够安静入睡	P—能够安静入睡 E—需要父母或照顾者哄才能入睡 F—不管用什么方法都不能入睡	1.5~2岁	

序号	评估范围	评估项目	评估材料	评估方法	评估标准	参考年龄	P、E、F、X
★56	睡眠能力	睡觉安稳	无	睡觉比较安稳,夜里不会出现经常性的惊厥或通宵不眠	P—整夜睡觉安稳 E—夜里有少许的惊厥或醒来几次 F—经常性的惊厥或通宵不眠	1.5~2岁	
★57		睡觉不尿床	无	夜里睡觉不尿床	P—睡觉不尿床,只是偶尔尿床或极少数情况下不会出现尿床情况 E—经常出现睡觉尿床情况 F—睡觉时不能控制小便	4~5岁	

孤独症儿童家居整理能力评估表

序号	评估范围	评估项目	评估材料	评估方法	评估标准	参考年龄	P、E、F、X
★58	居家 物品归位	将自己的玩具放在固定位置	约5个玩具,1个开放式玩具箱	玩耍后,让儿童将玩具放回玩具箱,观察儿童的表现	P—自己将所有玩具(约5件)放入玩具箱内 E—至少完成把1件玩具放入玩具箱,或示范后能够完成 F—示范后仍未完成	2~3岁	
★59		将鞋、袜放在平时的指定位置	鞋、袜各1双	让儿童脱鞋、脱袜,然后将鞋、袜放在指定位置,观察儿童的表现(可与穿衣技能中的脱鞋、脱袜一起进行)	P—自己将鞋子放入鞋内,并将鞋放在平时指定位置 E—示范后能够完成 F—示范后仍未完成	2~3岁	
★60		将自己的物品挂在指定位置	毛巾、水壶等可挂在钩子上的物品3件	让儿童把物品挂在所及范围内指定的钩子上,观察其表现	P—3件物品中有2件成功地挂在钩子上 E—有1件成功地挂在钩子上,或示范后有2件成功地挂在钩子上 F—示范后不能完成	3~4岁	
★61		将外套挂在衣架上	1件儿童自己的外套,1个衣架	让儿童将外套用衣架挂起,观察儿童的表现	P—自己将外套挂在衣架上,领口、袖口的位置适当 E—粗略地将外套挂上,或示范后能够将外套挂在衣架上 F—示范后仍未完成	4~5岁	

序号	评估范围	评估项目	评估材料	评估方法	评估标准	参考年龄	P、E、F、X
★62		将门关上	向前推的门	离开或进入房间后,让儿童顺手关门,观察儿童的表现	P—用手将门关上 E—示范后能够用手将门关上,但用力比较大或较轻 F—示范后仍未完成	2~3岁	
★63	开关	开关电灯	墙上按键式的电灯开关	进入或离开房间时,让儿童开灯或关灯(开关在儿童所及范围内),观察儿童的表现	P—用手指按键开关灯 E—示范后能够开关灯 F—示范后仍不能开关灯	2~3岁	
★64		扭动门把手开门	具有扭动式门把手的门	进入或准备离开房间时,让儿童扭门把手开门,观察儿童的表现	P—扭动门的把手开门 E—示范后能够开门 F—示范后仍未完成	3~4岁	
★65		饭前摆放餐具	碗、碟、筷子	饭前让儿童将碗、碟、筷子分别按餐人数摆放整齐(筷子放在碟子上),观察儿童的表现	P—将碗、碟、筷子分别按就餐人数摆放整齐 E—能够摆放好其中的1种,或示范后能够分别整齐摆放 F—示范后仍未完成	4~5岁	
★66	收拾餐具	饭后收拾碗筷,将碗、碟分别摆好	碗、碟、筷子	饭后让儿童将碗、筷子、碟分别摆好,观察儿童的表现	P—将碗、筷子、碟分别整齐地摆放,摆好 E—能够放好其中的1种,或示范后能够分别摆放,摆好 F—示范后仍未完成	4~5岁	
★67		洗碗	1只塑料碗	把碗递给儿童,让儿童洗碗,观察儿童的表现	P—一只手拿着碗(大拇指扣住碗沿,其余四指托住碗底),另一只手轻轻地随着碗的转动擦洗碗的外面(顺序可不一样),整个过程自然、协调 E—示范或提示后才能完成,或大体能够完成,但整个过程比较不协调 F—不能完成	5~6岁	

★——代表观察项目。

▲——代表观察或直接评估项目。

序号前面没有任何标注的为直接评估项目。

通过"P"——表示在没有示范或协助下，儿童能独自完成某个项目。

中间反应项"E"——表示儿童虽然未能完成某个项目，但具有所要求动作的意识；或在协助、重复指示和示范后，能尝试完成某个项目。中间反应项可以直接转化为个别化训练目标，但不作为统计项。

不通过"F"——表示即使有示范或协助，儿童也不能完成某个项目。

"X"——表示某个项目不适合所测试的儿童。

通过评估表格，家长可以直观地了解到孩子社交能力的发展状况、优势和不足，并根据其表现制订有针对性的训练项目和计划。此外，还可通过本书中提到的游戏方式进行强化训练，体验快乐的同时提升能力，希望每一个孤独症儿童都能早日融入社会与生活。

表7 孤独症儿童社交能力评估表

《孤独症儿童社交能力评估表》选自《孤独症儿童发展评估表（试行）》，共47项。分为社交前基本能力、社交技巧与社交礼仪3部分，主要评估儿童社交中的非口语能力、认识自己、评价自己、控制自己、与照顾者的互动、与陌生人的互动、近距离打招呼、远距离打招呼、自我介绍、近距离告别、电话告别、表示感谢、表示抱歉与表示称赞等方面的能力现状与需求。

孤独症儿童社交能力评估表							
序号	评估范围		评估项目	评估材料	评估方法	评估标准	参考年龄	P、E、F、X
1	社交前基本能力	社交中的非口语能力	目光注视社交对象	无	与儿童打招呼，观察儿童的反应	P-注视对方的眼睛和脸部 E-摇晃头部，但偶尔与对方有目光接触 F-没有任何反应	0~6月	
▲2			与照顾者3米距离内身体接触	无	妈妈从3米的距离逐渐走向儿童，观察儿童的反应	P-会凑近妈妈，并且伸开手臂让妈妈抱 E-看着妈妈走近自己 F-没有任何反应	6~12月	
3			与陌生人3米距离内身体接触	无	陌生人从3米的距离逐渐走向儿童，观察儿童的反应	P-盯着对方走近，直到对方停下来 E-看一眼正在走近自己的陌生人，头转向照顾者 F-没有任何反应	6~12月	
4			陌生人走近儿童的身体	无	陌生人从3米外的距离逐渐走向儿童，观察儿童的反应	P-当陌生人走到自己面前时看看对方，并开始绕过对方迈步向前走 E-看着走到自己面前的陌生人，站着不动 F-没有任何反应	1~1.5岁	

序号	评估范围	评估项目	评估材料	评估方法	评估标准	参考年龄	P、E、F、X
5		陌生人走近儿童的身体	无	陌生人从3米外的距离逐渐走向儿童，观察儿童的反应	P—当陌生人走到自己面前时看着对方，转身快速向照顾者走 E—看着走近自己面前的陌生人，站着不动 F—没有任何反应	2~3岁	
6		安坐	无	不熟悉的人坐在儿童身边给儿童讲故事，观察儿童的反应	P—安静地坐好，听对方讲故事 E—有意识地听，但时不时地晃动身体 F—跑来跑去，没有任何的反应	2~3岁	
7		认识镜子中的自己	高1米，宽0.5米的镜子	在距离儿童1米的距离内放置镜子，调整位置到刚刚能正面照到儿童，观察其反应	P—对镜子中的自己做出反应（如盯着看，用手摸，嘴凑到镜子面上做出亲的动作） E—有轻微反应 F—没有任何反应	6~12月	
▲8	认识自己	认识自己的衣服	无	指着儿童身上的衣服说："这衣服是我的"，观察儿童的反应	P—双手交叉，并说"我的" E—眼睛盯着自己的衣服，没有其他反应 F—没有任何反应	1.5~2岁	
▲9		知道与回答自己的年龄	无	问儿童："小朋友，你几岁了？"	P—用手指个数表示自己的年龄或者用口语回答 E—眼睛盯着对方，没有其他反应 F—没有任何反应	2~3岁	
▲10		知道与回答父母的名字	无	问儿童："××（儿童名字），你爸爸叫什么名字？"或"你妈妈叫什么名字？"	P—正确回答"我爸爸叫×××"或"我妈妈叫×××" E—眼睛盯着对方，没有任何反应 F—没有任何反应	3~4岁	
11		评价画画（或其他行为）很好	铅笔、白纸	与儿童一起画画，画完后，问儿童："你画得好吗？"观察儿童的反应	P—看着自己的画回答"好"，但却把对方画面的画推开，继续画 E—眼睛盯着自己画的画，没有反应 F—没有反应，继续画	2~3岁	
12	控制自己	执行"不难……"指令	小食品或玩具	将儿童最喜欢的食品或玩具放在儿童面前，观察儿童的反应	P—没经过允许，儿童没有动食品或玩具，只是凑近看 E—拉着对方的手去着拿 F—没有经过允许就打开玩具或食品	2~3岁	

序号	评估范围		评估项目	评估材料	评估方法	评估标准	参考年龄	参考P、E、F、X
▲13	社交技巧	与照顾者的互动	用微笑回应照顾者	无	让照顾者面对着儿童微笑，并喊出儿童的名字，观察儿童的反应	P—会向照顾者微笑表示回应，并发出一些高兴的声音 E—盯着照顾者的脸，没有其他表情 F—没有任何反应	0~6月	
▲14			微笑或发出声音引发照顾者的反应	无	让照顾者面无表情地看着儿童，观察儿童的反应	P—会向照顾者微笑表示回应，并发出一些高兴的声音，来让照顾者对自己做出反应 E—盯着照顾者的脸，没有任何表情 F—没有任何反应	6~12月	
▲15			微笑或伸开双臂拥抱，表达对照顾者的喜爱之情	无	让照顾者从距离儿童3米的距离走近儿童，观察儿童的反应	P—会向照顾者微笑表示回应，并伸开双臂，要拥抱 E—盯着照顾者微笑，但没有任何反应 F—没有任何反应	6~12月	
▲16			请求照顾者帮助自己拿想要的东西	小食品或玩具	拿着儿童喜欢的食品或玩具，故意从儿童面前走过（保证儿童已经注意到），然后将食品或玩具放在桌子上，观察儿童的反应	P—会到桌子前看，然后喊照顾者，手指着食品或玩具 E—走到桌子前够不到玩具或食品，尽管够不到也不放弃 F—看着桌子上的玩具或食品，开始哭	1~2岁	
17		与陌生人的互动	对陌生环境或对陌生人的反应	积木	陌生人在儿童附近的桌子上玩积木，发出很高兴的声音，观察儿童的反应	P—会在照顾者的视线范围内观察房间中的事物 E—会在照顾者的视线范围内，触摸环境中某个感兴趣的事物，但是对陌生人没有反应 F—没有任何反应或反应强烈，表现出哭闹的行为	2~3岁	
18			与陌生人简单交谈	积木	陌生人邀请儿童一起玩积木，并向儿童介绍自己，观察儿童的反应	P—向陌生人介绍自己，并谈论积木 E—陌生人问儿童问题，儿童才回答，否则儿童不会主动讲话 F—没有任何反应	3~4岁	
19			维持谈话	积木	陌生人邀请儿童和他一起玩积木，并谈论积木的反应	P—等待陌生人讲完后，再接着积木的话题讲，没有接着陌生人的话题讲 E—一直在说自己想的，或者抢话行为 F—没有任何反应	4~5岁	

序号	评估范围	评估项目	评估材料	评估方法	评估标准	参考年龄	P、E、F、X
20		分享	积木	陌生人邀请儿童一起玩积木，两个人使用这些积木搭房子，陌生人设计情境，故意想要儿童手里的积木，观察儿童的反应	P—看到并将陌生人需要的积木给他 E—没有注意陌生人的需要，并在他提出要积木后，仍然不将手里的积木给对方 F—没有任何反应	4~5岁	
21		对别人的问候（你好）表示惊讶	无	对儿童说"你好"，观察儿童的反应。如果儿童没有反应，再说一次	P—儿童盯着对方看，显示出惊讶的表情 E—看一眼对方，转身抱住照顾者 F—没有任何反应	0~6月	
22		用微笑回应别人的问候（你好）	无	对儿童说"你好"，观察儿童的反应。如果儿童没有反应，再说一次	P—对问候以微笑回应 E—眼睛盯着对方 F—没有任何反应	6~12月	
23		伸手或拉手回应别人的问候（你好）	无	对儿童说"你好"，观察儿童的反应。如果儿童没有反应，再说一次	P—向对方伸出手或抓对方的手 E—眼睛盯着对方 F—没有任何反应	1~1.5岁	
24	社交礼仪 近距离打招呼	用"好"回应别人的问候（你好）	无	对儿童说"你好"，观察儿童的反应。如果儿童没有反应，再说一次	P—看着对方，说"好" E—眼睛盯着对方，无表情或语言 F—没有任何反应	1.5~2岁	
25		用"叔叔好，阿姨好……"回应别人的问候（你好）	无	对儿童说"你好"，观察儿童的反应。如果儿童没有反应，再说一次	P—看着对方，并在照顾者的指示下说："叔叔好"或"阿姨好" E—眼睛盯着对方，无表情或语言 F—没有任何反应	2~3岁	
26		握手表达问候	无	对儿童说"你好"，观察儿童的反应。如果儿童没有反应，再说一次	P—看着对方，并与之握手 E—眼睛盯着对方，无表情或语言 F—没有任何反应	3~4岁	
27		用"早上好、晚上好……"回应别人的问候	无	如果是在上午进行测试，可以对儿童说"早上好"，观察儿童的反应；如果在下午测试，可以对儿童说"下午好"；如果儿童没有反应，再说一次	P—看着对方，并与之握手 E—眼睛盯着对方，无表情或语言 F—没有任何反应	3~4岁	

序号	评估范围	评估项目	评估材料	评估方法	评估标准	参考年龄	P、E、F、X
28		用"叔叔好，阿姨……"问候，并握手	无	对儿童说"你好"，观察儿童的反应。如果儿童没有反应，再说一次	P—看着对方，说"叔叔好"或"阿姨好"，并与之握手 E—眼睛看着对方，无表情或反应 F—没有任何反应	4~5岁	
29		用"你好"问候，并握手	无	对儿童说"你好"问候。如果儿童没有反应，再说一次	P—看着对方，说"你好"，并试着想握手 E—眼睛盯着对方，无表情或反应 F—没有任何反应	5~6岁	
30	远距离打招呼	用"叔叔好，阿姨……"回应，并挥手	无	对儿童挥手说"你好……"，观察儿童的反应。如果儿童没有反应，再说一次	P—看着对方，挥手回应"叔叔好"或"阿姨好" E—眼睛盯着对方，无挥手动作或语言 F—没有反应	3~4岁	
31	自我介绍	被动介绍，儿童回答别人对自己名字的提问	无	看着儿童说"你好，我是……"，观察儿童的反应。如果儿童没有反应，换着问："小朋友，你叫什么名字?"	P—看着对方，回答"××"(××表示儿童的名字) E—眼睛盯着对方，向后退 F—没有任何反应	2~3岁	
32		主动自我介绍："叔叔好，我叫××"	无	看着儿童说"你好，我是××老师，观察儿童的反应。如果儿童没有反应，可以再测试一次	P—看着对方，回应说"叔叔好，我叫××" E—眼睛盯着对方，向后退 F—没有反应	3~4岁	
▲33	近距离告别	妈妈离开时，儿童盯着妈妈并双臂上下摆动	无	让妈妈和儿童告别，要求妈妈对儿童说："××，拜拜。"并向后退，观察儿童的反应	P—盯着妈妈妈的脸，双臂上下摆动，嘴巴微动 E—眼睛盯着妈妈的脸，没有任何表情 F—没有任何反应	0~6月	
▲34		妈妈离开时，儿童盯着妈妈哭并双臂前伸	无	妈妈和儿童告别，要求妈妈对儿童说："××，拜拜。"并向后退，观察儿童的反应	P—盯着妈妈的脸，双臂向前伸，随着妈妈向后退的距离加大，儿童表情明显变化，哭起来 E—眼睛盯着妈妈的脸，没有任何反应	6~12月	

序号	评估范围	评估项目	评估材料	评估方法	评估标准	参考年龄	P、E、F、X
▲35		妈妈离开时，儿童迈步追，并向前伸开手臂	无	妈妈和儿童告别，要求妈妈对儿童后退，并向后退。说："××，拜拜。"观察儿童的反应	P—盯着妈妈的脸，双臂向前伸，向前迈步，随着妈妈向后退的距离加大，儿童表情明显变化，哭起来 E—眼睛盯着妈妈的脸，没有任何表情 F—没有任何反应	1~1.5岁	
▲36		妈妈离开时，儿童迈步追，并抱住妈妈的腿	无	妈妈和儿童告别，要求妈妈对儿童后退，并向后退。说："××，拜拜。"观察儿童的反应	P—看着妈妈向后退，马上向前迈步，直到抱住妈妈的腿。妈妈抱一下儿童后离开，儿童表情明显变化，哭起来 E—眼睛盯着妈妈的脸，没有任何表情 F—没有任何反应	1.5~2岁	
▲37		妈妈离开时，儿童亲亲妈妈的脸表达再见	无	妈妈和儿童告别，要求妈妈对儿童后退，并向后退。说："××，拜拜。"观察儿童的反应	P—看着妈妈向后退，马上向前跑，亲来妈妈的脸，直到抱住妈妈的腿，表示拜拜 E—眼睛盯着妈妈的脸，并要妈妈一直抱 F—没有任何反应	2~3岁	
▲38		妈妈离开时，说"拜拜"，但表情显出不愿意	无	让妈妈和儿童告别，儿童说："××，拜拜。"并向后退，观察儿童的反应	P—回应妈妈"拜拜"，脸上显露出不想让妈妈走的表情，但不会阻止妈妈走 E—眼睛盯着妈妈的脸，并要妈妈一直抱 F—没有任何反应	3~4岁	
▲39		妈妈离开时，说"拜拜"并挥手	无	妈妈和儿童告别，儿童说："××，拜拜。"并向后退，观察儿童的反应	P—回应妈妈"拜拜"，并挥手 E—眼睛盯着妈妈的脸，抱住妈妈 F—没有任何反应	4~5岁	
▲40		妈妈离开时，说"拜拜"并挥手，但对妈妈提出某些要求	无	妈妈和儿童告别，儿童说："××，拜拜。"并向后退，观察儿童的反应	P—回应妈妈"拜拜"，愿意让妈妈走，同时提出要求"早点回来"或"给我买……" E—眼睛盯着妈妈的脸，抱住妈妈 F—没有任何反应	5~6岁	
▲41	电话告别	用"妈妈，再见"回应妈妈的告别	电话或手机	妈妈和儿童在电话中告别，妈妈对儿童说："××，再见"，观察儿童对妈妈的反应	P—回应妈妈"妈妈，再见" E—手拿着电话不说话，并看着电话 F—没有任何反应	2~3岁	

序号	评估范围	评估项目	评估材料	评估方法	评估标准	参考年龄	P、E、F、X
▲ 42		用"妈妈、再见"，并用亲电话的动作（代替亲妈妈）表示告别	电话或手机	妈妈和儿童在电话中告别，妈妈对儿童说："××、再见"，观察儿童的反应	P—回应妈妈"妈妈、再见"，甚至亲一下电话 E—手拿着电话不说话，并看着电话 F—没有任何反应	3~4岁	
▲ 43		用"妈妈、再见"告别的同时表达想念"想你"	电话或手机	妈妈和儿童在电话中告别，妈妈对儿童的反应	P—回应妈妈"妈妈、再见"或"再见、妈妈、我想你" E—手拿着电话不说话，并看着电话 F—没有任何反应	4~5岁	
44	表示感谢	拿到别人给的东西，双手作揖表示感谢	小食品或玩具	将小食品或玩具送给儿童，并对儿童说"这个，给你"，观察儿童的反应	P—在照顾者的指示下，双手作揖，表示谢谢 E—拿到食品或玩具，要求打开或吃或玩 F—没有任何反应	1.5~2岁	
45		拿到别人给的东西说"谢谢叔叔"或"谢谢阿姨"	小食品或玩具	将小食品或玩具送给儿童，并对儿童说"这个，给你"，观察儿童的反应	P—儿童说"谢谢叔叔"或"谢谢阿姨" E—拿到食品或玩具，要求打开吃或玩 F—没有任何反应	2~3岁	
46	表示抱歉	弄坏别人的东西，会说"对不起"	折好的纸青蛙（纸很薄，容易破）	将折好的纸青蛙小心翼翼地放在儿童面前，对儿童说"这个青蛙，给你玩"，儿童一拿，纸青蛙坏了，观察儿童的反应	P—表现出紧张的神色，眼睛盯着青蛙片刻后，说"对不起" E—拿起坏的青蛙开始玩 F—没有任何反应	3~4岁	
47	表示称赞	当别人做事做得好时，口头称赞别人或通过动作称赞别人	白纸和画笔	将白纸和笔给儿童，让儿童画画，先观察他画的是什么，然后和他画一样的事物，并且一定要比儿童画得更好。画好后，看自己的画和对方的画，观察儿童的反应	P—看完画后，称赞对方画画好，会使用口语言称赞说"你真棒""你画得好行""叔叔/阿姨画得好""你画得好看"；或者儿童使用动作称赞，如：竖起大拇指、鼓掌等 E—看着自己的画和对方的画后，再在自己的画上面继续画 F—自己一直在乱画，不看对方的画，不看对方有何反应，仍然做自己的事情画画的指令没有反应	3~4岁	

▲——代表观察或直接评估项目。

序号前面没有任何标注的为直接评估项目。

通过"P"——表示在没有示范或协助下，儿童能独自完成某个项目。

中间反应项"E"——表示儿童虽然未能完成某个项目，但具有所要求动作的意识；或在协助、重复指示和示范后，能尝试完成某个项目。中间反应项可以直接转化为个别化训练目标，但不作为统计项。

不通过"F"——表示即使有示范或协助，儿童也不能完成某个项目。

"X"——表示某个项目不适合所测试的儿童。

通过评估表格，家长可以直观地了解到孩子生活自理能力的发展状况、优势和不足，并根据其表现制订有针对性的训练项目和计划。此外，还可通过本书中提到的游戏方式进行强化训练，体验快乐的同时提升能力，希望每一个孤独症儿童都能早日融入社会与生活。

成长日记模板		
记录	年　　月　　日　　星期	
今天发生了什么事情	开心的	
	不开心的	
孩子的表现 （进步或问题）	木头人、石头剪子布、找妈妈	
	认知	
	情感交流	
	人际交往	

成长日记模板		
记录	年　　月　　日　　星期	
今天发生了什么事情	开心的	
	不开心的	
孩子的表现 （进步或问题）	木头人、石头剪子布、找妈妈	
	认知	
	情感交流	
	人际交往	

成长日记模板		
记录	年　　月　　日　　星期	
今天发生了什么事情	开心的	
	不开心的	
孩子的表现 （进步或问题）	木头人、石头剪子布、找妈妈	
	认知	
	情感交流	
	人际交往	

阶段记录表模板		
小结时间	年　　月至　　年　　月	
这段时间里我们家长做了什么，有何成效	开心的	
孩子在哪些方面进步了或表现良好	人际交往	
	行为情绪	
	学业	
	兴趣爱好	
	其他	
孩子仍存在哪些问题	人际交往	
	行为情绪	
	学业	
	其他	

阶段记录表模板		
小结时间	年　　月至　　年　　月	
这段时间里我们家长做了什么，有何成效	开心的	
孩子在哪些方面进步了或表现良好	人际交往	
	行为情绪	
	学业	
	兴趣爱好	
	其他	
孩子仍存在哪些问题	人际交往	
	行为情绪	
	学业	
	其他	

阶段记录表模板		
小结时间	年　月至　年　月	
这段时间里我们家长做了什么，有何成效	开心的	
孩子在哪些方面进步了或表现良好	人际交往	
	行为情绪	
	学业	
	兴趣爱好	
	其他	
孩子仍存在哪些问题	人际交往	
	行为情绪	
	学业	
	其他	

阶段记录表模板		
小结时间	年　月至　年　月	
这段时间里我们家长做了什么，有何成效	开心的	
孩子在哪些方面进步了或表现良好	人际交往	
	行为情绪	
	学业	
	兴趣爱好	
	其他	
孩子仍存在哪些问题	人际交往	
	行为情绪	
	学业	
	其他	

时间	课程	内容	表现
7:30 ～ 8:30			
8:30 ～ 9:00			
9:00 ～ 9:30			
9:30 ～ 10:10			
10:10 ～ 10:40			
10:40 ～ 11:00			
11:00 ～ 11:30			
11:30 ～ 12:00			
12:00 ～ 12:30			
12:30 ～ 14:30			
14:30 ～ 15:00			
15:00 ～ 15:30			
15:30 ～ 16:00			
16:00 ～ 16:30			
16:30 ～ 17:30			
17:30 ～ 18:00			
18:00 ～ 18:30			
18:30 ～ 19:00			
19:00 ～ 19:30			
19:30 ～ 20:30			
20:30 ～ 21:00			
21:00 ～			

家庭训练一天课程安排

时间	课程	内容	表现
7:30 ~ 8:30			
8:30 ~ 9:00			
9:00 ~ 9:30			
9:30 ~ 10:10			
10:10 ~ 10:40			
10:40 ~ 11:00			
11:00 ~ 11:30			
11:30 ~ 12:00			
12:00 ~ 12:30			
12:30 ~ 14:30			
14:30 ~ 15:00			
15:00 ~ 15:30			
15:30 ~ 16:00			
16:00 ~ 16:30			
16:30 ~ 17:30			
17:30 ~ 18:00			
18:00 ~ 18:30			
18:30 ~ 19:00			
19:00 ~ 19:30			
19:30 ~ 20:30			
20:30 ~ 21:00			
21:00 ~			

家庭训练一天课程安排

家庭训练一天课程安排			
时间	课程	内容	表现
7:30 ~ 8:30			
8:30 ~ 9:00			
9:00 ~ 9:30			
9:30 ~ 10:10			
10:10 ~ 10:40			
10:40 ~ 11:00			
11:00 ~ 11:30			
11:30 ~ 12:00			
12:00 ~ 12:30			
12:30 ~ 14:30			
14:30 ~ 15:00			
15:00 ~ 15:30			
15:30 ~ 16:00			
16:00 ~ 16:30			
16:30 ~ 17:30			
17:30 ~ 18:00			
18:00 ~ 18:30			
18:30 ~ 19:00			
19:00 ~ 19:30			
19:30 ~ 20:30			
20:30 ~ 21:00			
21:00 ~			

参考资料

1.《孤独症谱系障碍儿童家庭训练 100 问》星星雨编著 清华大学出版社

2.《原汁原味的育儿：与自闭症儿子同行 1》明石洋子著 华夏出版社

3.《自闭症儿童教育心理学的理论与技术》雷秀雅著 清华大学出版社

4.《与你同行（自闭症儿童家长必读）》邹小兵主编 人民卫生出版社

青蓝